《千家妙方系列丛书》 典藏版

颈肩腰腿痛千家妙方

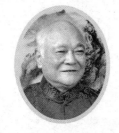

国医大师 李济仁
亲自主审

王惟恒 朱立章 谭洪福 编著

中国科学技术出版社

·北京·

精选 1000 余首秘验特效良方
包括内服、外敷、熏洗及食疗等

选方用药注重"简、便、廉、验"
轻松掌握防治良策，摆脱疼痛困扰

图书在版编目（CIP）数据

颈肩腰腿痛千家妙方 / 王惟恒，朱立章，谭洪福编著 . —北京：
中国科学技术出版社，2017.3（2024.6 重印）

ISBN 978-7-5046-7347-3

Ⅰ . ①颈… Ⅱ . ①王… ②朱… ③谭… Ⅲ . ①颈肩痛－验方－
汇编②腰腿痛－验方－汇编 Ⅳ . ① R289.5

中国版本图书馆 CIP 数据核字（2016）第 312202 号

策划编辑	焦健姿	
责任编辑	焦健姿　黄维佳	
装帧设计	华图文轩	
责任校对	龚利霞	
责任印制	徐　飞	

出　　版	中国科学技术出版社
发　　行	中国科学技术出版社有限公司
地　　址	北京市海淀区中关村南大街 16 号
邮　　编	100081
发行电话	010-62173865
传　　真	010-62173081
网　　址	http：//www.cspbooks.com.cn

开　　本	889mm×1194mm　1/24
字　　数	146 千字
印　　张	7.5
版　　次	2017 年 3 月第 1 版
印　　次	2024 年 6 月第 7 次印刷
印　　刷	河北环京美印刷有限公司
书　　号	ISBN 978-7-5046-7347-3/ R · 1974
定　　价	43.00 元

巧 用 千 家 验 方　　妙 治 各 科 百 病

《千家妙方系列丛书》
丛书编委会

主　审　国医大师　新安 李济仁

主　编　王惟恒　李 艳

副主编　杨吉祥　张卫阳

编　委　王惟恒　王　君　王　芳　李　艳
　　　　　张卫阳　汪　文　杨吉祥　胡　芳
　　　　　黄　芳　董海燕　谭洪福

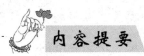

　　作者精选了中医治疗颈肩腰腿痛的 **1000** 余首特效良方，包括中药内服、外敷、熏洗、食疗以及简易的经穴疗法与按摩等，既有古今名家的临床效方、验方，也有颇具实效的民间单方、偏方、秘方。在选方用药上择善缀录，强调有据可考，有验可证，疗效可靠，突出"简、便、廉、验"的特色。本书既适合被颈肩腰腿痛困扰的广大患者和中医药爱好者阅读学习，也适合各级医护人员临床参考。

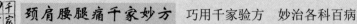

颈肩腰腿痛千家妙方　巧用千家验方　妙治各科百病

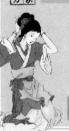

典藏版前言

古今验方 · 中药方 · 食疗方 · 足浴方 · 贴穴方 · 熏洗方

　　颈肩腰腿痛在本书中是指颈肩腰腿等部位关节、肌肉或软组织功能障碍性及损伤性疼痛，在中老年人中尤为多见。颈肩腰腿痛虽多见于体力劳动过度的人群，但由于现代生活方式的转变，发病人群越来越大众化、年轻化。比如长时间开车、用电脑，由于长时间保持一种姿势，容易使肌肉、韧带慢性劳损，出现颈部酸胀疼痛、腰背不适等。或长时间待在空调房内，肩部或膝盖容易受到寒邪的侵袭，日积月累就会发展成为颈椎病、肩周炎、腰肌劳损、腰椎间盘突出症等。而且随着年龄的增长，骨关节的退行性变，更会加重疼痛症状。然而这些疾病到医院治疗往往缺乏特殊有效的手段，只能进行牵引等理疗，医师会告诉你，病情加重时再做手术。然而谁又希望病情继续加重并去开刀做手术呢？

　　西药镇痛，治标不治本，而且有诸多的不良反应。中医治疗痛证已有数千年的历史，临床实践证明，运用具有止痛作用的中药治疗疼痛，通过活血化瘀、舒筋通络等方法，再辨证施治，可以更好地发挥抗炎、消肿、止痛作用，而且很少有胃肠道损害，这不仅可以治疗疼痛，还有利于治疗原发病，使病人在缓解疼痛的同时，恢复机体的生理功能。

《颈肩腰腿痛千家妙方》自 2010 年初版以来，由于内容实用而受到广大读者的喜爱。许多读者反映使用本书方剂后，收到了显著疗效，也有读者提出了一些宝贵的修改意见。为此，在中国科学技术出版社的精心指导和大力支持下，我们对本书作了修订。

本次修订，除增补了较多实用性名家验方外，同时，对前两版一些方药组成应用雷同的方剂进行了删减。为安全用药起见，对不适宜于家庭和普通读者选用的、含有一定毒性中药的方剂予以删除，使本书内容更精练、更实用。尽管如此，我们还是要提醒读者朋友们在使用本书方剂时，必须对适应证进行严格的对照研究，并在医师（药师）的指导下使用，以免发生不测。

本书精选了中医治疗颈肩腰腿痛的 1000 余首特效良方，包括中药内服、外敷、熏洗，以及食疗等，书中对于较难理解的病证名和医学术语作了简明的解释。本书语言通俗易懂，深入浅出，在选方用药上突出"简、便、廉、验"的特色，力求疗效可靠，适合普通家庭配方使用，而且穿插介绍了各种疾病预防保健的小常识，让您轻松掌握防治良策，远离疾病，摆脱疼痛的困扰。

王惟恒

丁酉年春

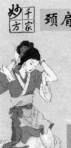

颈肩腰腿痛千家妙方 巧用千家验方 妙治各科百病

目 录

古今验方 · 中药方 · 食疗方 · 足浴方 · 贴穴方 · 熏洗方

第一章 颈部病证

颈椎病 / 001

落枕 / 009

第二章　肩及上肢病证

肩关节周围炎 / 014

肱骨外上髁炎（网球肘）/ 021

桡骨茎突狭窄性腱鞘炎（弹响指）/ 025

颈肩腰腿痛千家妙方

巧用千家验方　妙治各科百病

妙千方家系列丛书

第三章　腰背部病证

急性腰扭伤 / 031

腰肌劳损 / 042

第四章 下肢病证

第五章　全身性疾病与肢节疼痛

风湿性关节炎 / 123

颈肩腰腿痛千家妙方

巧用千家验方 妙治各科百病

类风湿关节炎 / 142

痛风性关节炎 / 158

第一章

❦ 颈部病证 ❧

颈 椎 病

颈椎病又称颈椎综合征，是颈椎椎间盘退行性改变、颈椎骨质增生所引起的一系列临床综合征。常表现为颈、肩臂、肩胛、上背及胸部疼痛，伴手指麻木、肌肉萎缩、头痛、眩晕或出现视物模糊、耳鸣，甚至肢体瘫痪等临床症状。颈椎病可发生于任何年龄，以 40 岁以上的中老年人为多，男性发病率高于女性。具有发病率高、治疗时间长、极易复发等特点。

颈椎病属于中医学"项筋急""颈肩痛""眩晕"等范畴。中医认为肝肾亏虚或气血不足、急慢性外伤劳损、风寒湿邪、痰瘀凝阻是颈椎病发生的基本病因和病理。治疗多采用祛风除湿，活血化瘀和舒筋止痛等法进行论治。

■ 片姜黄治颈椎疼痛

◎ 片姜黄 6～9 克。用法：研为粗末，水煎去粗渣服，可连服二煎。适用于颈椎病颈项、肩臂疼痛。(《常见病验方研究参考资料》)

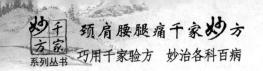

■ 葛根二藤汤通络止痛

◎ 葛根 30～60 克,鸡血藤 30～60 克,钩藤 10～30 克。水煎服,每日 1 剂,15 日为 1 个疗程。功效:活血化瘀,宣痹通络,解痉止痛。

[加减] 眩晕、呕恶,苔白腻,加天麻、白术、清半夏、茯苓各 10 克;苔黄腻加竹茹、橘红、枳实各 10 克;枕部头痛加川芎、羌活各 10 克;颈项痛重加僵蚕 10 克;巅顶痛加藁本 10 克;头晕加石菖蒲、菊花各 10 克;双侧头痛加川芎、蔓荆子各 10 克;额连目眶痛加白芷 10 克;久痛或有外伤史酌加全蝎 10 克,蜈蚣 1～2 条;背胀痛加羌活、姜黄、白术各 10 克;胸痛及背加丹参 15 克,瓜蒌 30 克,薤白 10 克;手臂麻加桑枝 15～30 克,伸筋草 15～30 克;臂痛不举加土鳖虫、地龙各 10 克;颈椎骨质增生加威灵仙 20 克或炮穿山甲 10～15 克;肢冷畏寒背凉选用桂枝、淫羊藿、肉苁蓉、鹿角霜各 10 克。(《山东中医杂志》1991 年第 1 期)

■ 养血活血治颈椎病

◎ 白芍 30 克,葛根、鸡血藤、威灵仙各 15 克,木瓜、甘草各 12 克。水煎服,每日 1 剂,分早、晚 2 次服。功效:培补肝肾,疏通筋骨。连服 10～30 剂。用药后一般症状即可解除。

◎ 黄芪 120 克,赤芍 30 克,川芎、当归、地龙各 15 克。水煎服。功效:益气活血,通络止痛。

■ 蠲痹汤治颈椎病

◎ 羌活、防风、片姜黄各 12 克,当归 10 克,赤芍、炙黄芪各 15 克,炙甘草 8 克。水煎服分早、中、晚 3 次温服,每日 1 剂,连服 20 日为 1 个疗程。

功效：益气和营，祛风祛湿。

[加减]若项臂冷痛加制川乌、木香各 10 克，蜈蚣 1 条；痛剧者再加田七粉 6 克，分 3 次冲服；有头晕目眩者加天麻、钩藤各 10 克；血压偏高者加牛膝、杜仲各 15 克；纳差加山药 15 克，白术 10 克；腹胀者加陈皮 10 克。（《四川中医》1994 年第 7 期）

■ 除痹逐瘀汤治颈椎病

◎ 当归 15 克，川芎 12 克，红花 9 克，刘寄奴 15 克，姜黄 12 克，路路通 30 克，羌活 9 克，白芷 12 克，威灵仙 12 克，桑枝 30 克，胆南星 9 克，白芥子 9 克。水煎服，每日 1 剂，服 6 剂，停药 1 日，连服 12 日为 1 个疗程。功效：活血化瘀，行气通络，除湿涤痰。适用于颈椎病痰瘀阻络型。（《千家名老中医妙方秘典》）

■ 颈复汤治颈椎病上肢麻木

◎ 当归 15 ～ 20 克，川芎 10 克，红花 10 克，桃仁 10 克，桂枝 10 ～ 15 克，木瓜 10 ～ 15 克，羌活 10 克，葛根 15 ～ 20 克，赤芍 15 ～ 20 克，白芍 30 ～ 45 克，丹参 30 克，陈皮 10 克，甘草 20 ～ 30 克。每日 1 剂，水煎 2 次，共 500 毫升，分 2 次服，10 剂为 1 个疗程。功效：祛风通络，活血止痛。适用于神经根型颈椎病引起的上肢麻木。

[加减]疼痛者加白芷 10 克，威灵仙 20 克；头晕加石菖蒲 15 克，天麻 10 克。（《山西中医》1994 年第 10 期）

■ 经验方治颈椎病头痛眩晕

◎ 茯苓 20 克，天麻、竹茹各 15 克，枳实、陈皮、半夏、天南星、石菖蒲、浙贝母各 10 克。水煎服，每日 1 剂。功效：除湿通络止痛。适用于颈椎病，眩晕。（《湖南中医学院学报》1988 年第 2 期）

■ 华佗眩晕方治"颈筋急"

◎ 党参、当归、防风、黄芪、白芍、麦冬各 15 克，独活、葛根各 30 克，菊花 12 克，天麻 9 克，甘草 3 克。每日 1 剂，水浸 20 分钟，煎沸 25 分钟取汁，两煎取汁混合，分 3 次饭后温服。5 日为 1 个疗程。功效：益气养血，祛风通络，生津舒筋。主治颈椎病。

[加减] 头痛甚者加全蝎（酒洗焙研末冲服）3 克；痛引背者加桑枝 30 克；心悸、气短者去防风，改党参、黄芪各 30 克；加枣仁、茯神各 12 克；失眠者去防风，加制首乌 15 克，合欢皮、首乌藤各 30 克；腰痛、耳鸣者去防风，加桑寄生、磁石各 30 克，枸杞子 12 克；四肢关节疼痛者加威灵仙、秦艽等。

按：内伤颈病在肝，是华佗关于杂病五脏不治的一个重要观点。华佗《内照法》中内伤"颈筋急"归肝所主之筋病。故治当从肝，方选党参、黄芪、麦冬益气养阴，金生水以养肝木；白芍、甘草、当归、菊花、天麻直养肝血，平肝柔筋；以佐防风祛风；大剂独活、葛根相伍，入督脉与阳明，辛温与辛凉相合，通行津气，生津舒筋，故其"颈筋急"可速愈。（《颈椎病专家专诊》）

■ 中药熏洗治颈椎病

◎ 全蝎、蜈蚣、透骨草、桂枝、没药、虎杖、红花各等量。将上述药物加水浸泡，用武火煎开 20 分钟，捞出药渣后熏洗患部，10 次为 1 个疗程。（《辽

宁中医杂志》1989 年第 12 期）

◎ 葛根 40 克，丹参、当归、荆芥、防风、桂枝、桑枝、威灵仙、五加皮各 30 克。水煎熏洗颈肩部，每日 1 次。（《辽宁中医杂志》1990 年第 4 期）

◎ 炒葛根、山茱萸、制附子、杜仲、土鳖虫、桂枝、当归、羌活、独活、鸡血藤、川牛膝、赤芍各 10 克，细辛 3 克，甘草 6 克。上述药水煎内服，药渣加食醋 100 毫升，加热后用布包，置颈部热敷，每日数次。（《河南中医》1994 年第 5 期）

■ 中药外敷治颈椎病

◎ 取透骨草、伸筋草、千年健、威灵仙、路路通、荆芥、防风、防己、附子、桂枝、羌活、独活、麻黄、红花各 30 克，共研细末，分装入长布袋中，每袋 150 克，水煎 20～30 分钟，取出稍凉后热敷颈肩疼痛处，每日 1 次，2 个月为 1 个疗程。此外，亦可取大粒盐 500 克，炒热后洒白酒少许，用布包热敷颈肩部。

◎ 取姜黄 15 克，杜仲、天麻、川芎、白芷各 12 克，乳香、没药、血竭各 10 克，三七、川椒各 6 克，共研细末，置 150 毫升白酒中微火煮，或用米醋拌成糊状，摊于纱布上，药上撒冰片末少许，敷贴患处，每日更换 1 次（药膏可再调成糊状，连续使用 3～5 次）。

◎ 葛根 40 克，丹参、威灵仙、防风、荆芥、桑枝、桂枝、五加皮、当归各 30 克。煎药沸后，用毛巾蘸药水趁热洗敷颈肩部每次 30～40 分钟，每日 2～3 次。功效：通络活血止痛。适用于颈椎病颈肩麻木疼痛。

◎ 透骨草 12 克，五加皮、五味子、山楂各 15 克，当归 12 克，红花 10 克，赤芍、生地黄各 12 克，羌活、独活各 10 克，防风 10 克，炮附子 6 克，花椒 30 克。上药装布袋内，扎紧袋口，水煎 15 分钟，托敷患处，每次 30

分钟，每日 2 次。1 剂可用 2 日。功效：活血通络，散寒止痛。适用于颈椎骨质增生引起的颈、背、腰部疼痛不舒、活动障碍等。（《中国中医骨伤科杂志》1990 年第 6 期）

◎ 葛根 20 克，蒲公英 20 克，老鹳草 20 克，生姜 12 克。捣烂敷贴患处。功效：清热祛湿通络。

■ 中药穴位敷贴治颈椎病

◎ 蕲蛇 10 克，麝香 1.5 克，肉桂、乳香、没药、川草乌、川椒、白芥子各 5 克，冰片少许。制法：先将蕲蛇焙黄，乳香、没药去油后再同上药共研细末，装瓶密封备用。使用时可取胶布一块，约 3 厘米 ×4 厘米大小，在胶布上撒药粉少许，贴于颈部压痛最明显处：大椎（在第 7 颈椎与第 1 胸椎棘突之间）、肩井（在肩上，前直乳中——乳头正上方与肩线交接处，当大椎穴与肩峰端连线的中点上）、肩髎（在肩部，肩髃后方，当肩关节外展时于肩峰后下方呈现凹陷处）。根据症状，左者贴左，右者贴右，双侧者贴双侧。每周换药 2 次，4 周为 1 个疗程。（《中医痛证诊疗大全》）

■ 二仙搽液治颈椎疼痛

◎ 淫羊藿（仙灵脾）50 克，威灵仙 50 克，米醋 750 毫升。上药共煎数沸，离火浸渍备用。用生姜切段蘸药液自上而下擦颈椎及颈椎两旁 1 寸许。颈部要保持药液的湿润，擦至皮肤发红为度。疼痛部位亦可擦，每日 1 次。

■ 骨碎补酒外搽治颈部肌肉僵痛

◎ 骨碎补 20 克，枸杞子 12 克，鸡血藤 30 克，三七 12 克。上药共泡白酒中，

涂搽患处。功效：活血通络。适用于颈部肌肉僵痛。(《中国民间草药方》)

■ 药枕治疗颈椎病

◎ 当归、羌活、藁本、川芎、赤芍、红花、地龙、石菖蒲、灯心草、细辛、桂枝、丹参、防风、川乌、附子、威灵仙、莱菔子各300克，乳香、没药各200克，冰片20克。将上药去除粗梗，共研粗末，制成药枕，供睡卧枕用。每日不可少于6小时，使用3～6个月。(《疼痛中药外治奇术大全》)

◎ 侧柏叶、艾叶、野菊花、夏枯草、桑叶、晚蚕沙、稆豆衣、淫羊藿、通草、薄荷、苏梗、苍术各15～30克；另以丁香、肉桂、山奈、荜茇、冰片、樟脑各3克，另包一袋置枕中。上药做成枕头，供睡眠枕用，每周治疗2～3次，5周为1个疗程。(《中医骨伤》1993年第6期)

◎ 通草300克，白芷100克，红花100克，菊花200克，佩兰100克，川芎100克，桂枝60克，厚朴100克，石菖蒲80克。将这些药混合并加工，使之软硬适度，制成药物枕头。(《颈椎病防治疗法234》)

◎ 黑豆2500克，置锅中加水蒸熟，取出，以布包裹为枕，睡时枕之。功效：活络舒筋。(《奇治外用方》)

■ 葛根五加粥治颈椎病颈项强痛

◎ 葛根、薏苡仁、粳米各50克，刺五加15克。葛根切碎，刺五加先煎取汁，与余料同放锅中，加水适量。武火煮沸，文火熬成粥。可加冰糖适量，随量食用，每日1剂。本粥祛风除湿止痛。适用于风寒湿痹阻型颈椎病，颈项强痛。

■ 天麻炖猪脑治颈椎病眩晕

◎ 天麻 10 克，猪脑 1 个。天麻切碎，与猪脑一并放入炖盅内，加水、盐适量，隔水炖熟。每日食用 1 次，连用 3 ～ 4 次。本方平肝养脑。适用于颈椎病头痛眩晕，肢体麻木不仁。

■ 杭菊桃仁粥治颈椎病眩晕头痛

◎ 杭白菊 20 克，桃仁 15 克，粳米 60 克。先将白菊花水煎取液 500 毫升，再把桃仁洗净捣烂如泥，加水研汁去渣，二汁液同粳米煮熟。本方活血养血通络。适用于颈椎病头痛、眩晕。

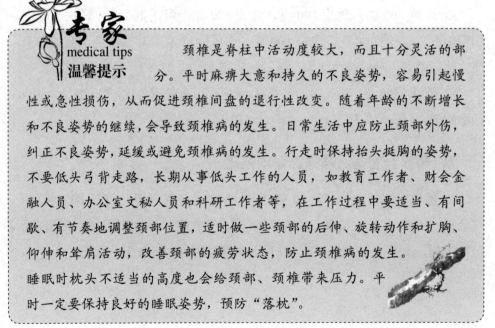

专家 medical tips 温馨提示

颈椎是脊柱中活动度较大，而且十分灵活的部分。平时麻痹大意和持久的不良姿势，容易引起慢性或急性损伤，从而促进颈椎间盘的退行性改变。随着年龄的不断增长和不良姿势的继续，会导致颈椎病的发生。日常生活中应防止颈部外伤，纠正不良姿势，延缓或避免颈椎病的发生。行走时保持抬头挺胸的姿势，不要低头弓背走路，长期从事低头工作的人员，如教育工作者、财会金融人员、办公室文秘人员和科研工作者等，在工作过程中要适当、有间歇、有节奏地调整颈部位置，适时做一些颈部的后伸、旋转动作和扩胸、仰伸和耸肩活动，改善颈部的疲劳状态，防止颈椎病的发生。
睡眠时枕头不适当的高度也会给颈部、颈椎带来压力。平时一定要保持良好的睡眠姿势，预防"落枕"。

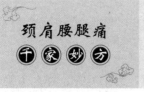

落 枕

　　落枕是指颈部软组织扭伤所致颈项强痛、活动受限的一种急性疾病，又称"失枕""颈部伤筋"。多由于体质虚弱或劳累过度，或夜间睡卧枕头不适，头的位置不当，姿势不良，颈部骨节筋肉长时间受到过分伸展、牵拉，处于紧张状态，引起静力性损伤，使颈部部分肌群发生痉挛疼痛；或睡眠时露肩当风受寒，风寒湿邪侵袭项背肌肉，使颈部气血凝滞，经脉闭阻而拘急痉挛。亦有负重姿势不正确或负重过度，使颈部肌肉扭伤引起者。临床以急性颈部肌肉痉挛、强直、酸胀疼痛，乃至活动受限为主要表现。好发于青壮年，以冬春季多见。症状轻者数日内可愈，重者病痛可延续数周。

■ 舒筋活血治落枕

　　◎ 乳香 10 克，土鳖虫 10 克。水煎服，每日 1 剂。(《新编百病简易疗法》)

　　◎ 防风葛根汤：防风 6 克，川芎 6 克，当归 10 克，葛根 12 克，乳香 9 克，没药 9 克，桃仁 10 克，甘草 6 克。水煎，每日 1 剂，分 2 次服。功效：活血止痛。适用于落枕初期疼痛剧烈者。(《古今特效单验方》)

■ 解肌散寒治落枕

　　◎ 参芪葛根汤：党参、黄芪各 15 克，葛根、蔓荆子各 9 克，白芍、黄柏各 6 克，升麻 4.5 克，炙甘草 3 克。水煎服。一般 1 剂可获痊愈。(《常见疼痛中医简便诊治》)

　　◎ 加味芍甘汤：赤芍、白芍各 30 克，甘草 12 克，葛根 20 克，木瓜 15 克，防风 10 克，威灵仙 12 克。每日 1 剂，水煎服。功效：祛湿通络。

[加减] 有寒者加桂枝 15 克；病久或外伤者加没药、地龙各 15 克。(《河北中医》1992 年第 2 期)

◎ 葛根木瓜汤：葛根 10 克，木瓜 6 克，羌活 5 克，当归 6 克，赤芍 6 克，桃仁 6 克，桂枝 5 克，生甘草 5 克。水煎早、晚分服。一般一二剂即愈。(《实用中医简便验方》)

■ 消肿止痛治落枕

◎ 白芍葛根汤：白芍 30 克，葛根 25 克，丹参、白芷各 15 克，防风 12 克，甘草 10 克，升麻 6 克，水煎服。适用于肿痛较重者。(《常见疼痛中医简便诊治》)

■ 刀豆壳汤治颈项紧痛

◎ 刀豆壳 15 克，羌活、防风各 9 克。每日 1 剂，水煎服。功效：疏风通络。(《新中医》1992 年第 11 期)

■ 熏洗法治落枕

◎ 肿痛较重时，可取羌活、独活、苏木、红花各 15 克，川芎、延胡索各 10 克，煎水熏洗患部，每日 1 ～ 2 次。

◎ 大茴香 50 克。熬水洗患处，每日 1 次。

■ 中药外敷治落枕

◎ 桂枝、防风、威灵仙、五加皮各 15 克，荆芥、细辛、没药各 10 克。水煎湿热敷颈部疼痛处，每日 1 ～ 2 次。

◎ 肿痛较重时，取蒲公英 12 克，栀子、没药、土鳖虫各 6 克，乳香 3 克，共研细末，用凡士林调敷痛处，每日更换 1 次。

◎ 风寒侵袭引起者，取鲜蓖麻叶捣烂敷贴患部，每日更换 1 次。

◎ 葛根 20 克，蒲公英 20 克，老鹳草 20 克，生姜 12 克。将药物捣烂，调拌白酒，敷贴患处。功效：祛湿散寒止痛。(《中国民间草药方》)

◎ 葱白、生姜各适量。上药捣烂，炒热，布包敷烫患处，每次 30 分钟，每日 2 ～ 3 次。功效散寒通络。(《常见病中草药外治疗法》)

◎ 木瓜、土鳖虫各 60 克，大黄 150 克，蒲公英 60 克，栀子 30 克，乳香、没药各 15 克。共研细末，凡士林调敷患处，每日 1 次，3 日为 1 个疗程。功效：活血利湿通络。(《中医伤科学讲义》)

◎ 花椒 30 克，苍耳子 30 克。将上药炒黄，共研细末，香油调涂患处，每日 1 次。

◎ 水蛭 20 克，细辛 6 克。共研末，醋调涂患处，每日 1 次。

◎ 白芥子 30 克，山楂 30 克，桃仁 15 克。共研末，每次 10 ～ 15 克，香油调涂患处，每日 1 次。

◎ 丝瓜叶 60 克，马齿苋 60 克。捣烂敷患处，每日 1 次。

■ 药枕法治落枕

◎ 经常反复落枕者，可采用药枕治疗：取黑大豆适量，蒸熟装枕芯，趁热让患者枕之，以患处枕其上，每日不少于 6 小时。

■ 滴眼法治落枕

◎ 取煅硼砂置地上露放除毒后研极细末，取药末少许滴于眼内角，然后双手搓热后按摩颈项患部，一般 1～3 次可愈。

■ 食疗精方治落枕

◎ 葛根粳米粥：葛根 30 克，粳米 60 克，清水适量。将葛根置于砂锅中，加入适量清水煎煮取汁；将粳米淘洗干净后，放入药汁中熬煮成粥即可。每日 1 剂，早、晚空腹各食 1 次。

◎ 月季花饮：月季花 5 克，红糖 15 克。将月季花洗净，置锅中，加清水 200 毫升，急火煮沸 5 分钟，滤渣取汁，加红糖，分次饮服。功效：活血消肿止痛。

◎ 桃仁冬瓜米粥：桃仁 10 克，冬瓜 20 克，粳米 100 克。桃仁捣烂如泥，用水研汁去渣，与冬瓜、粳米一同置锅中，加清水 200 毫升，急火煮开 3 分钟，改文火煮 30 分钟，成粥，趁热食用。本品行气消肿止痛。

◎ 黑豆白芷饮：黑豆 20 克，白芷 20 克，白糖 2 匙。将黑豆、白芷分别洗净，置锅中，加清水 500 毫升，急火煮开 5 分钟，改文火煮 30 分钟，滤渣取汁，加白糖，趁热分次饮用。

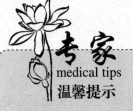
专家
medical tips
温馨提示

　　适当活动颈部，并配合局部热敷、按摩等以缓解肌肉紧张、痉挛，减轻疼痛。睡眠时选用高低及软硬适宜的枕头，保持端正的睡姿，使颈部处于正常位置。注意保暖，晚上睡觉不要露肩，避免吹风受凉，夏天避免电风扇直吹颈部。

　　落枕下面介绍几则康复自疗小妙招。

　　◆ 点穴：用拇指点按风池穴（位于后颈部，后头骨下，两条大筋外缘陷窝中，相当于耳垂齐平）、肩井穴（在大椎穴与肩峰连线中点，肩部最高处）、合谷穴（在第1、2掌骨之间，当第2掌骨桡侧之中点处；拇、示指合拢，在肌肉的最高处即是），每穴半分钟。

◆ 松筋：首先在颈部两侧寻找压痛点，在压痛点上用拇指按揉约1分钟，再用手捏拿颈部和肩部肌肉，约2分钟。

◆ 活动颈部：用手指按住患侧的肌肉，头部先做左右转动，再做抬头低头运动，最后再做颈部环转运动。当转到某个角度出现疼痛时，手指立即按揉局部，头部继续转动。

◆ 抱颈按摩：双手手指交叉，掌根抱住颈部，双掌根相对用力，捏挤颈部，并向上提起，反复10次；再用手掌在患部使用掌擦法操作20次。

第二章

肩及上肢病证

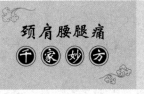

肩关节周围炎

肩关节周围炎（简称肩周炎）是肩关节及其周围软组织发生退行性改变所引起的广泛炎症反应而出现肩痛的慢性疾病。

本病属中医学的"肩痹""肩臂痛"范畴，俗称较多，有"漏肩风""凝结肩""冻结肩""五十肩"等，多发生于50岁左右的中老年人，临床以肩关节及其周围疼痛，功能活动障碍为特征。多因肩部长期过多活动，外伤劳损，以及随着年龄的增长发生退行性改变而引起。

中医学认为，人到中年，肾气渐衰，脏腑气血不足，营卫虚弱，血不荣筋，关节失于营养，筋骨衰退，经络空虚；或因汗出当风，夜卧露肩受凉，风寒湿邪乘虚侵袭肩部，寒凝筋膜，经络、筋脉拘急；或劳累闪挫，经脉闭阻，气血不畅，筋屈不伸，渐致肩关节周围软组织发生退行性改变，筋肉挛缩拘急失用，而导致肩关节疼痛和活动功能障碍。临床主要有风寒湿痹阻、寒凝血瘀及气血虚损等证候类型。

■ 通络止痛治肩周炎

◎ 白芍蜈蚣散：白芍 200～300 克，蜈蚣 12 条，姜黄 12～15 克。共研细粉，每日 3 次，每次 12～15 克。功效：养阴通络，柔筋止痛。(《浙江中医杂志》1988 年第 11 期)

◎ 阳和汤加减方：熟地黄、鹿角霜各 30 克，桂枝、炮姜、麻黄、白芥子、姜黄、没药、羌活各 10 克，甘草 5 克。水煎服。功效：活血温经，通络止痛。(《山东中医杂志》1979 年第 4 期)

◎ 抗风湿验方：桂枝 10 克，丹参 15 克，赤芍 15 克，秦艽 10 克，威灵仙 15 克，木瓜 10 克，防己 10 克，川续断 10 克，桑寄生 15 克，川牛膝 15 克，地龙 10 克，青风藤 15 克，海风藤 15 克，鸡血藤 15 克，没药 5 克。用法：水煎服，每日 1 剂。主治：肩周炎，风湿病，腰腿痛，颈椎病，痹证。指征：风湿痹证伴有肝肾不足，瘀血阻络者使用本方必定有效。禁忌：急性风湿热痹不宜。(《方药传真》，赵健雄教授经验方)

◎ 祛风止痛酒：制川乌 10 克，制草乌 10 克，追地风 10 克，千年健 16 克，全蝎 10 克，蜈蚣 8 条，乌梢蛇 10 克，地龙 10 克，甘草 10 克，白酒 500 毫升，白糖 125 克。用法：浸泡 10 天后即可饮用，每次 10 毫升，每日 2 次。主治：肩周炎，风湿性关节炎、类风湿关节炎，颈腰椎骨质增生，肌纤维组织炎，产后风湿病。指征：凡关节痛或随天气变化或喜暖怕冷或有畏风感，舌淡胖，苔薄白，脉弦紧细小者，必用该方。禁忌：关节肿痛有明显热象者不宜用。(《方药传真》，万政主任医师经验方)

■ 散寒祛湿治肩周炎

◎ 黄芪桂芍汤：黄芪 30 克，桂枝 10 克，白芍 15 克，防风 10 克，当归 12 克，

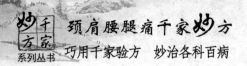
威灵仙 10 克，羌活 10 克，桑枝 12 克，甘草 6 克。水煎，每日 1 剂，分 2 次服。若痛甚者加乳香 9 克，没药 9 克。本方功在补益气血、祛风胜湿散寒，适用于寒湿阻滞，患侧肩部疼痛，遇寒加剧，活动时加剧，甚至不能梳头、穿衣。(《古今特效单验方》)

◎ 秦艽 10 克，木瓜 20 克，全蝎 2 克，川乌、草乌各 10 克，红花 8 克，郁金、川芎、羌活各 10 克，透骨草、鸡血藤各 30 克。以上药物浸入 60 度左右的粮食白酒 1000 毫升中。半个月后即可食用，每晚服用 15～30 毫升。功效：祛风散寒，养血活血，温经通络。主治：肩关节及周围组织病变而引起肩关节疼痛或活动受限的疾病。

[加减] 苔黄、脉数者，郁金可加至 20 克，同时可选加徐长卿 30 克，六月雪 15 克，忍冬藤 20 克。

[注意] 糖尿病、痛风、血脂代谢紊乱症、高血压病、冠心病及慢性心功能不全患者忌用本方。大部分患者服用药酒初期均有头晕、口干、易汗等症状，一般数日后可自愈，若上述症状持续存在，可嘱患者适当多吃水果。治疗期间结合自主功能锻炼。(《江苏中医》1990 年第 8 期)

◎ 桂枝、大枣、姜黄、羌活各 15 克，生姜、甘草各 10 克，白芍、桑枝各 30 克。水煎，每日 1 剂，煎汤 300 毫升，分 3 次服，每次服 100 毫升。功效：祛风散寒除湿，调营卫，利血脉。(《四川中医》1994 年第 6 期)

◎ 羌活、党参各 12 克，秦艽、防风、当归、茯苓、白芍各 10 克，黄芪、熟地黄各 15 克，细辛 2 克，蜈蚣 2 条，川芎、炙甘草各 6 克。每日 1 剂，水煎服。功效：益气养阴，散寒祛湿，通络止痛。适用于肩周炎 (寒湿痹阻型)。(《新中医》1990 年第 12 期)

◎ 茯苓、桑枝、白术、半夏、白芥子各 15 克，枳壳、姜黄、生姜各 10 克，

玄明粉 6 克。水煎服。功效：通络除湿止痛。(《湖南中医杂志》1988 年
第 2 期)

■ 益气活血治肩周炎

◎ 黄芪葛根汤：黄芪、葛根、秦艽各 20 克，三七、当归、防风、山茱萸、
伸筋草、桂枝、姜黄各 10 克，甘草 6 克。水煎服。功效：益气活血，通络止痛。
主治：肩周炎疼痛，活动受限，夜间尤甚。(《陕西中医》1988 年第 12 期)

◎ 蠲痹汤：黄芪 30 克，羌活 25 克，当归、防风各 20 克，姜黄、赤芍各
15 克，甘草、生姜各 5 克。水煎服。功效：益气活血止痛。(《实用中医内科杂志》
1988 年第 2 期)

◎ 生黄芪、全当归各 30 克，淫羊藿、片姜黄、伸筋草、防风、羌活、白
芥子各 9 克。每日 1 剂，水煎服。功效：益气活血，疏风通络。(《浙江中医学
院学报》1996 年第 1 期)

◎ 黄芪 30 克，桂枝、白芍各 10 克，葛根 30 克，片姜黄 10 克，嫩桑枝 10 克，
威灵仙 12 克，当归 10 克。每日 1 剂，水煎服。功效：益气通络。(《中医杂志》
1986 年第 10 期)

◎ 山茱萸 30 克，黄芪 30 克，葛根 12 克，鸡血藤、白芍各 15 克，五加皮、
桂枝、炙甘草 10 克，大枣 5 枚。水煎服。功效：补益肝肾，温经止痛。主治：
老年性肩周炎。(《中医治验·偏方秘方大全》)

■ 中药熏洗治肩周炎

◎ 桂枝、防风、威灵仙、五加皮各 15 克，荆芥、细辛、没药各 10 克。
将药物装入药袋内扎口煎汤，趁热熏洗患肩，每次 30 分钟，同时用药袋热熨

患肩，每日 1 ～ 2 次，每剂药可用 3 ～ 5 日。（《常见疼痛中医简便诊治》）

◎ 桑枝 90 克，槐枝、柏枝各 60 克，柳枝、松枝、艾叶、桂枝各 30 克。水煎去渣，加白酒 50 毫升，熏洗患处。功效：温经通络止痛。（《中国中医骨伤科杂志》1998 年第 1 期）

◎ 伸筋草、透骨草各 20 克，红花、桂枝、艾叶各 12 克，钩藤、苏木、赤芍、川续断、鸡血藤、当归、羌活各 15 克。水煎熏洗，每日 2 ～ 3 次。功效：活血通络，散寒止痛。

■ 中药外敷治肩周炎

◎ 鲜生姜 20 克。捣如泥，敷患处，每日 1 次。功效：温经止痛。（《河北验方选》）

◎ 川乌、草乌、樟脑各 90 克。研末，据疼痛部位大小取药末适量，用老陈醋调成糊状，匀敷压痛点。功效：通经止痛。适用于肩周炎疼痛较重者。（《上海中医药杂志》1987 年第 1 期）

◎ 铁屑 500 克，陈醋 60 毫升。取温水与陈醋混合（比例为 3 ：2），再与铁屑混匀，装入布袋，敷贴患处。每次 15 ～ 30 分钟，每日 1 次，12 ～ 15 次为 1 个疗程。功效：祛风散寒。适用于风寒型肩周炎。（《中西医结合杂志》1987 年第 1 期）

◎ 川乌、草乌、樟脑各 90 克。共研细末，装瓶备用。取药末适量，用醋调成糊状，敷于压痛点，厚约 0.5 厘米，外裹纱布，用热水袋敷 30 分钟，每日 1 次，连用 5 ～ 7 日为 1 个疗程。功效：祛风散寒，通经活络。（《山西中医》1986 年第 2 期）

◎ 葱白 30 克，食醋少许。先将葱白捣烂如泥，再加入食醋调匀成糊状，敷于患处。功效：通络止痛。

◎ 侧柏叶100克。上药装入布袋内，加水煮热后，外敷患处。功效：祛湿通络。

◎ 生姜500克，葱籽250克，红酒100毫升。捣烂炒热敷痛处，每日1次。功效：通络祛寒止痛。

◎ 姜黄15克，羌活15克，独活15克，桂枝15克，秦艽15克，当归15克，海风藤15克，桑枝15克，乳香9克，木香9克，川芎9克。以上11味加水煎取药液2次，倒入盆中，药液中放毛巾2块，将浸满药液的热毛巾稍稍拧干，热敷疼痛点，范围逐渐扩大至整个肩关节周围。毛巾冷即换，交替使用。每次热敷时间不少于30分钟，每日热敷1次。功效：祛风散寒，通络止痛。

◎ 川乌15克，桂枝15克，防风15克，麻黄15克，赤芍15克，艾叶15克，五加皮15克，威灵仙15克，木通15克，细辛10克，葱、姜各适量。以上12味加水2000毫升，煎沸15分钟，离火，不必过滤，趁热熏患部，待温度40℃时用毛巾擦洗。每次熏洗15～20分钟，每日1～2次，每剂药可洗4～5次。功效：散寒除湿，行气活血，温经通络。适用于肩周炎，症见局部酸胀疼痛、功能障碍等。

◎ 吴茱萸、薏苡仁、紫苏子、食盐、茺蔚子、莱菔子各30克，共研粗末，炒热，布包热敷患肩，每次30分钟，每日2次，连用5～7日。（《常见疼痛中医简便诊治》）

◎ 天南星、生川乌、生草乌、羌活、苍术、半夏、姜黄各20克，白附子、白芷、乳香、没药各15克，红花、细辛各10克。共研细末，加食醋、蜂蜜、白酒、葱白捣烂，鲜生姜适量，白胡椒30粒研碎，炒热后纱布袋盛装外敷患处。功效：活血通络，散寒止痛。（《浙江中医杂志》1982年第6期）

◎ 蓖麻杆30克，楝根皮12克，小茴香20克，蒲公英30克。捣烂敷贴患处。

功效：祛风除湿通络。(《中国民间草药方》)

◎ 椿树枝、柳树枝、桑树枝、榆树枝各 20 克。将药物捣烂，调拌白酒，敷贴患处。功效：祛风除湿通络。(《中国民间草药方》)

■ 药枕治肩周炎

◎ 川芎、细辛、丹参、羌活、黑附片、乳香、没药、桑枝、桂枝、红花各 200 克。上药分别烘干，共研粗末，装入枕芯，制成药枕。令病人枕于颈肩之下。本枕要比一般药枕长一些。(《中国中医独特疗法大全》)

◎ 当归、羌治、藁本、炙川乌、黑附片、川芎、赤芍、红花、广地龙、广血竭、灯心草、石菖蒲、桂枝、细辛、紫丹参、莱菔子、威灵仙、防风各 300 克，乳香、没药各 200 克，冰片 20 克。上药除冰片外，一起烘干，共研粗末，兑入冰片，和匀，装入枕芯，制成药枕。令病人枕于项下。(《中医杂志》1989 年第 5 期)

■ 桑枝鸡汤治慢性肩周炎

◎ 老桑枝 60 克，老母鸡 1 只，盐少许。将桑枝切成小段，与鸡共煮至烂熟汤浓即成，加盐调味，饮汤吃肉。具有祛风湿、通经络、补气血之效。适用于肩周炎慢性期而体虚风湿阻络者。

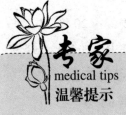
专家
medical tips
温馨提示

平时注意肩部的保暖，勿汗出当风或冷水冲淋，夜卧勿露肩，不要冒雨淋水，夏日不宜用电风扇直吹肩部，以免诱发肩周炎或加重病情。在日常劳动中注意保护双肩，防

止外伤和劳损，不宜长时间单手提重物，肩部不宜长时间受压和过度牵拉。平时积极进行体育锻炼，特别注意肩部的活动，做臂上举、外展、旋肩等活动，并可配合肩部保健按摩，以保持肩关节的滑利。肩周炎发作时，不能因疼痛而不动，在能忍受的前提下，多进行肩关节各种方向的运动，以减轻粘连。

止外伤和劳损，不宜长时间单手提重物，肩部不宜长时间受压和过度牵拉。平时积极进行体育锻炼，特别注意肩部的活动，做臂上举、外展、旋肩等活动，并可配合肩部保健按摩，以保持肩关节的滑利。肩周炎发作时，不能因疼痛而不动，在能忍受的前提下，多进行肩关节各种方向的运动，以减轻粘连。

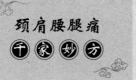

肱骨外上髁炎（网球肘）

　　肱骨外上髁炎，是急、慢性损伤造成肱骨外上髁及周围组织发生无菌性炎症而疼痛的劳损性疾病，多发生于青壮年。因其常见于从事旋转前臂和屈伸肘、腕关节的特殊工种，如瓦工、木工、钳工、厨师、乒乓球及网球运动员，故俗称"网球肘"。属中医学的"肘痛""伤筋"范畴。

　　急性扭伤者，局部肿胀剧痛，不敢活动。慢性劳损者，肱骨外上髁、肱桡关节附近疼痛，局部很少有肿胀，疼痛在旋转、提拉、端提等动作时更明显，并可延伸腕肘向下放射，劳累后加重，在前臂旋转活动时，如拧毛巾、上提重物等疼痛也加重。

　　本病多由于血瘀筋伤所致，故治疗总以祛瘀柔筋为宜。新伤者宜活血、祛瘀、止痛；陈旧伤给以活血化瘀、补气养血最佳。

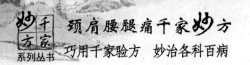

■ 活血止痛汤治血瘀型网球肘

◎ 当归尾、赤芍、川芎、苏木、陈皮、桃仁、乌药、木通各10克,续断12克,没药、乳香各9克,甘草6克。水煎服。功效:活血祛瘀,柔筋止痛。肿胀明显重用赤芍,加穿山甲、红花;痛剧加延胡索、土鳖虫。(经验方)

■ 补筋汤养血濡筋治网球肘

◎ 补筋汤:五加皮、木瓜、当归、牡丹皮、丹参各12克,熟地黄、茯苓、肉苁蓉、菟丝子、山药、木香、党参各10克,沉香、丁香各6克。水煎服。功效:活血化瘀,补气养血。畏寒肢冷加淡附片、肉桂;骨软筋疲加杜仲、川续断。(《中医治验·偏方秘方大全》)

■ 四君芍草汤补气养血治网球肘

◎ 四君芍草汤:白芍、炒延胡索各30克,党参15克,白术、茯苓、生甘草、细辛各10克。每日1剂,分2次服,14剂为1个疗程。功效:健脾补气,养血柔筋,缓急止痛。

[加减] 气虚加黄芪、大枣、怀山药;血虚加鸡血藤、全当归;阴虚火旺加生地黄、沙参、枸杞子;阴虚加桂枝、补骨脂、肉苁蓉;湿热内蕴加赤芍、牡丹皮、焦栀子、川黄柏。(《中医正骨》1993年第4期)

■ 养血止痛汤治网球肘

◎ 养血止痛汤:生地黄、白芍各20克,威灵仙、桂枝、大艽、丹参各15克,牛膝、香附、乌药各10克,炙甘草6克。水煎服。(《炎症的中医辨治》)

■ **中药外敷治疗网球肘**

◎ 云南白药，活血止痛膏贴。将适量云南白药撒在肱骨外上髁疼痛部位，再将活血止痛膏贴在其上，每 2 ～ 3 日换药 1 次，5 次为 1 个疗程。（《基层中药杂志》1995 年第 1 期）

◎ 当归、桃仁、红花、血竭、乳香、没药、川乌、草乌、甘草、徐长卿各 50 克，生姜 10 克，共置白酒 500 毫升中密封浸泡 7 日后，再加樟脑 10 克，麝香 1 克，水 100 毫升，用纱布浸透药酒湿敷患处，然后用热水袋置纱布上热敷，每日 1 次。（《常见疼痛中医简便诊治》）

◎ 肉桂、附片、羌活、防风、归尾各 500 克，海风藤 1000 克，莪术、三棱各 300 克，生天南星、生川乌、生草乌各 150 克，蛇床子、花椒各 100 克，细辛 60 克，冰片、樟脑各 5 克，马钱子 3 克，蟾酥 0.5 克。共研细末，过 100 目筛后装布袋内，每袋 20 克，用食醋浸透，敷于患处，上置热水袋 10 分钟，每日 2 次，3 日换药 1 次。功效：祛湿通络，活血止痛。（《江苏中医》1993 年第 12 期）

◎ 消痛散：生麻黄 100 克，生半夏 100 克，生天南星 100 克，白芥子 100 克，生草乌 60 克，生川乌 60 克，白芷 60 克，细辛 60 克，红花 60 克，血竭 40 克，吴茱萸 80 克，冰片 70 克组成。上药共研细末，用蜂蜜作为基质，将其搅拌成糊状，置罐中备用，用时按患处面积大小，摊在布上或绵纸上，敷贴于患处，用绷带包扎固定，2 ～ 3 日更换 1 次。3 次为 1 个疗程。（《现代名中医骨科绝技》）

■ **红花乌头酒热敷治顽固性网球肘**

◎ 红花 50 克，桃仁 50 克，当归 50 克，血竭 50 克，乳香 50 克，没药 50

克，川乌 50 克，徐长卿 50 克，甘草 50 克，生姜 10 克。用白酒 500 毫升密封浸泡上药 1 周后滤汁，然后再用白酒 500 毫升浸泡后滤汁，两次浸液合一，加樟脑 10 克，麝香 1 克，加水 100 毫升，装瓶密闭备用。使用时将药酒摇匀，用 10 厘米 ×10 厘米大小的 6 ～ 8 层纱布蘸药酒外敷于患处，外层用油纸或塑料薄膜覆盖包扎，以防止药物向外挥发。然后，将热水袋置于外层，热敷。每晚 1 次，5 次为 1 个疗程，间隔 2 日行下一疗程。功效：活血化瘀，通络止痛。适用于顽固性网球肘。（《中国骨伤科杂志》1988 年第 4 期）

■ 许氏温经散热敷治网球肘

◎ 肉桂、附片、羌活、防风、归尾各 500 克，海风藤 1000 克，莪术、三棱各 300 克，生天南星、生川乌、生草乌各 150 克，蛇床子、花椒各 100 克，细辛 60 克，冰片、樟脑各 5 克，马钱子 3 克，蟾酥 0.5 克。研末，过 100 目筛后分装于小纱布袋中，每袋约 20 克。使用时用食醋浸湿药袋，外敷患处，上置热水杯加热 10 分钟至自觉有气灼烫皮肤，每日 2 次。3 日换药 1 次。（《江苏中医》1993 年第 12 期）

■ 中药熏洗治疗网球肘

◎ 生川乌、生草乌、生半夏各 15 克，生天南星、桂枝、苏木、川椒、细辛各 12 克，煎水熏洗患处，每日 1 ～ 2 次。（《常见疼痛中医简便诊治》）

◎ 桂枝、桑枝、威灵仙、泽兰、刘寄奴各 20 克。水煎为 2000 毫升，熏洗患处，每日 2 次，每次 20 分钟。功效：温经通络。用于多次局部封闭注射治疗未愈的肱骨外上髁炎。（《广西中医药》1995 年第 4 期）

◎ 归尾、红花、苏木、姜黄、白芷、威灵仙、羌活、五加皮、海桐皮、花椒各 15 克，乳香 9 克，透骨草 30 克。上药水煎后趁热熏洗患处，每日 2 次，每次洗 40 分钟。

■ 发疱法治网球肘

◎ 取斑蝥粉 0.01 ～ 0.02 克，置于肱骨外上髁压痛最明显处，并贴胶布，待 7 ～ 9 小时后，局部有热辣、微痛感，皮肤潮红起疱，即去胶布及药，盖上消毒纱布，7 日发疱 1 次，3 次为 1 个疗程。（《新中医》1983 年第 11 期）

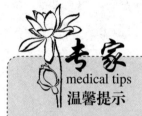

治疗期间适当休息患肢，限制肘关节活动和前臂旋转动作，勿端提重物，以免加重损伤，并配合冷、热敷及敷贴膏药。注意局部保暖，避免病患关节受寒冷刺激。

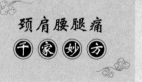

桡骨茎突狭窄性腱鞘炎（弹响指）

桡骨茎突狭窄性腱鞘炎是指桡骨茎突部位的腱鞘因运动时受到摩擦而导致的一种无菌性炎症，引起腱鞘水肿、增厚、硬度增加，所致的肌腱活动障碍的一种疾病。本病好发于常用腕部操作的劳动者，女性发病率高于男性，拇指在屈伸时，会发生响声，对此又有"弹响指"之称。属中医学"伤筋"的范畴。

本病起病较为缓慢，呈慢性进行性过程。以腕关节桡侧疼痛，持重时乏力，且疼痛加重，拇指无力，腕部活动受限为表现特点。

■ 桂麻伸透汤熏洗法治腱鞘炎

◎ 桂枝15克，麻黄8克，伸筋草20克，紫苏叶15克，红花8克，透骨草30克，鲜桑枝30克。上药用水煎至2000～3000毫升，倒入脸盆中，患部放在盆口上，上面覆盖毛巾熏蒸浸洗，每次熏洗30分钟左右，每日2次。熏洗后用纱布绷带和瓦形硬纸壳固定。功效：行气活血，温经通络，消肿止痛。平均治愈时间为5日。（《四川中医》1985年第11期）

■ 伸海汤熏洗法治腱鞘炎

◎ 伸筋草、豨莶草、海桐皮、续断、当归、川椒各30克。将上药兑水1000～1500毫升，文火熬煎。凉至50℃左右（以不烫伤皮肤为度）后，将患侧腕部浸泡于药液内。每浸泡数分钟后，将患腕反复屈伸活动数分钟，再浸泡、再活动，如此交替进行30～60分钟。若药液温度降低时可加热。每日2～3次，5日为1个疗程。不愈可连续治疗3个疗程。功效：通经活络，活血止痛。（《骨伤病千家妙方》）

■ 海桐皮汤熏洗治腱鞘炎

◎ 海桐皮6克，透骨草6克，乳香6克，没药6克，当归5克，川椒10克，川芎3克，红花3克，威灵仙3克，甘草3克，防风3克，白芷2克。将上药共研细末用布袋装，加水煮沸熏蒸患处，待水温适宜时，用毛巾蘸药水擦洗。

每日 1 次，10 次为 1 个疗程。功效：活血通络，祛湿止痛。现代药理研究证明，本方有抗炎、消肿、镇痛及促进局部新陈代谢等作用。（《医宗金鉴》）

■ 复方川草乌液治腱鞘炎

◎ 川乌、草乌、艾叶、薄荷各 20 克，川芎、川续断、当归、伸筋草、威灵仙、青风藤、姜黄各 30 克，桂枝 25 克。将上药加水 3500 毫升煎煮，沸后再煎 15 ～ 20 分钟，然后将药液倒入盆内，洗浴患处。每次 30 分钟，每日 2 次。也可将上药装入布袋放锅内加少量水煎煮，开锅后 15 分钟，将布袋拿出待温和时置于患部热敷，药液可用纱布蘸洗患部，每日 3 次，每次 15 ～ 20 分钟即可。5 剂为 1 个疗程。

[加减] 上肢加桂枝 25 克，姜黄 30 克；下肢加木瓜 30 克，独活 30 克，效果更佳。功效：化瘀通络，温经止痛。（《中医杂志》1988 年第 11 期）

■ 桃红洗剂治腱鞘炎

◎ 桃仁、乳香、没药各 10 ～ 16 克，红花 7 ～ 13 克，羌活、独活各 13 ～ 25 克，防己 25 ～ 32 克，苏木 32 克。取上药水煎之后，熏洗泡浴患部，每日 1 ～ 2 次，每剂药一般复煎连用 2 次。若每次泡洗后，将药水倒回药锅内，稍加水重新煎用，则每剂药可连用 3 ～ 4 次。（《新中医》1984 年第 11 期）

■ 隔姜灸治腱鞘炎

◎ 切取厚 2 ～ 3 毫米的鲜姜一片，直径约 2 厘米，在中心处用针穿刺数孔，上置大艾炷放在患处施灸。如病人感觉灼热不可忍受时，可将姜片向上提起少许，再衬一厚约 1 毫米的相同姜片放下再灸，直至皮肤潮红为度，每日 1 次，7 日为

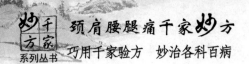
1个疗程。《素问·调经论》有"血气者，喜温而恶寒，寒则泣而不流，温则消而去之。"故用隔姜灸治疗该病能温散寒邪、活血祛痹。（《中国针灸》1992年第2期）

◎ 生川乌、生草乌各10克，生天南星10克，生半夏10克，蟾酥0.6克，升华硫黄60克。前5味研粉，升华硫黄加热溶解，加入药粉，充分搅拌均匀摊成片状，待冷却后结块备用。取绿豆大药块置于薄片姜上，用火点燃灸痛处，每次3～6壮，灸时沿狭窄变硬之肌腱长轴移动，灸至患部感到有热、酸胀感，并向手臂传导，局部有轻松舒适感时即可停止。（《广西中医药》1988年第2期）

■ 药膏外敷治腱鞘炎

◎ 荆防乳没膏：荆芥、防风、黑胡椒、乳香、没药各等份共研细末，醋调为膏，敷于患处，再取1厘米厚之纱布棉垫1块，浸于醋中，取出拧至不滴水为度，敷盖在药膏上，再往棉垫上洒些酒精（乙醇）或酒，点燃棉垫，待患部有灼热感时，立即用1块布将火捂灭。再将棉垫浸入醋中，如此反复进行，每日2次，每次10～15分钟。（《中医外治方药手册》）

◎ 栀子红黄膏：栀子30克，大黄12克，红花3克，姜黄15克。共研细末，取适量用食油调匀，敷患处，胶布固定，5日换药1次。（《中医外治方药手册》）

◎ 香白芷90克，肉桂30克，炒草乌30克，煨天南星30克，没药15克，乳香15克，细辛15克，赤芍10克，冰片3克。上药共研粉末，用凡士林调成糊膏状，取适量贴于患处，纱布包扎。隔日换敷1次，5次为1个疗程。

■ 药袋法治腱鞘炎

◎ 白威散：白芥子60克，威灵仙30克。研为粗末，用纱布包裹成袋，浸于食醋中，约1周后取出。在患部摩擦，待局部发红为止，每日4次，连用

3 日为 1 个疗程，一般 1～2 个疗程，即可痊愈。（《四川中医》1987 年第 3 期）

■ 搓药法治腱鞘炎

◎ 生草乌、生川乌、羌活、独活、生半夏、生栀子、生大黄、生木瓜、路路通、生蒲黄各 2 份，赤芍、红花、生天南星各 1 份。将上药在酒醋中浸泡 1 周。术者用手掌或手指蘸取药液反复搓揉患处，以皮肤发热，患者自觉药液渗入皮下为度。每日 1 次，10 次为 1 个疗程。（《骨伤病千家妙方》）

■ 发疱法治腱鞘炎

◎ 选用白芥子（干品），捣成碎末，内放砂糖少许（约占药量的 1/10）混匀，加温开水调成稠糊状。储瓶备用。贴药时，视发生炎症范围大小，取 1 块胶布，在胶布中央剪一似炎症范围大小的圆孔，把胶布紧贴在皮肤上，然后取适量药糊放入胶布孔内的阿是穴上，上盖敷料，外用胶布固定。贴敷 3～5 小时，待病人局部有烧灼或蚁行感时，将药去掉。一般再过 3 个多小时，局部就会起水疱。嘱病人保护好水疱。待其自然吸收，防止擦破、挤破，以免引起感染。经治一次未愈者，可过 7～10 日，疱液完全吸收后再次敷药治疗。本法疗效显著，疗程短，方法简便，易于掌握，且无不良反应，宜于推广应用，临床可试用之。（《四川中医》1988 年第 3 期）

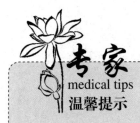

专家
medical tips
温馨提示

经常连续使用手指或腕部的工作人员应注意活动与休息，尽可能多变换姿势。本病系由手部慢性劳损引起，治疗期间应注意手部的休息，避免患指做用力握持的动作，或握持硬物，或过劳。局部注意保暖，避免寒冷刺激，每天临睡前用热水或外洗药水浸洗10分钟，以帮助缓解症状。冬季禁用冷水洗手。

第三章
腰背部病证

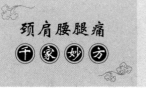

急性腰扭伤

急性腰扭伤，俗称"闪腰"或"闪腰岔气"。临床以扭伤者多见，多发生于青壮年男性和体力劳动者，原因主要是跌仆闪挫，负重及强力扭转伤筋而发病。肾虚的人，更容易引起腰部扭伤。此外，风寒湿邪侵犯腰部，可成为急性腰扭伤的间接原因。

急性腰扭伤后立即出现剧烈疼痛，疼痛为持续性，休息后减轻但不消除，咳嗽、喷嚏、用力大便时可使疼痛加剧，腰不能挺直，行动困难，患者用两手撑腰，借以防止因活动而发生剧烈的疼痛。严重者卧床难起，辗转困难。检查时，可见腰部僵硬，俯仰和侧转活动受限。

■ 行气活血治经气闭阻型腰扭伤

◎ 大黄 30 克，槟榔 15 克，生姜 10 克。水煎服。（廖少波验方）

◎ 醋制延胡索、广木香、郁金各等份。共研细末，每次 15 克，每日 3 次，温开水送服。功效：通络止痛。（《浙江中医杂志》1988 年第 3 期）

◎ 木香 20 克，郁金 15 克。水煎服，每日早、晚 2 次分服。功效：通络止痛。

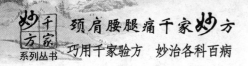

（贾中文验方）

◎ 木香、川芎各等份。共研细末，储瓶备用。每次 6 克，每日 2 次，早、晚用黄酒冲服，无黄酒者亦可用开水冲服。功效：行气活血。（《新疆中医药》1989 年第 3 期）

■ 顺气活血汤送服七厘散治腰扭伤

◎ 当归尾、赤芍各 15 克，红花、桃仁、木香、枳壳、川朴、香附、紫苏梗、苏木各 10 克，砂仁 6 克。水煎，分 2 次服，每次用药汁冲服七厘散 1.5 克。功效：行气活血，通络止痛。适用于腰扭伤经气闭阻，络脉不畅。

■ 巧用土鳖虫治腰扭伤

◎ 验方 1：土鳖虫末 1.5 克，红花酒（或白酒）15 ～ 30 毫升。红花酒（或白酒）送服土鳖虫末，每日 1 次。一般 3 ～ 5 次治愈。功效：活血通络。注意：每次量不宜超过 1.5 克；孕妇忌用。（《四川中医》1987 年第 5 期）

◎ 验方 2：土鳖虫 30 克，血竭 6 克，共研细末，每次 3 克，每日 3 次，黄酒冲服。（郭玉波验方）

◎ 验方 3：土鳖虫 30 克，延胡索 10 克，共研细末，每次 3 克，每日 3 次，黄酒冲服。（《中医治验·偏方秘方大全》）

◎ 验方 4：炒土鳖虫 30 克，血竭 30 克，三七 3 克，白及 60 克。共研细末，每次 4.5 克，每日 3 次。白酒为引冲服。功效：活血通络止痛。5 ～ 7 日即愈。（《实用民间土单验秘方 1000 首》）

◎ 验方 5：土鳖虫、地龙各 15 克，上药研粉，用热黄酒冲服。主治腰扭伤疼痛剧烈者。（《浙江中医杂志》1987 年第 3 期）

■ 民间小单方治血瘀型腰扭伤

◎ 泽兰 30 克，水、酒各半，煎服，每日 1 剂，分 2 次服。

◎ 王不留行 120 克，炒后研细末，每日 2 次，每次 5 克，黄酒冲服。

◎ 爬山虎 10 克，水煎服。

◎ 蟹壳酒：螃蟹壳 1 个，黄瓜子 15 克，黄酒适量。上药晒干，研末，黄酒冲服。

◎ 丹参 20 克，三七（研，分冲）6 克，水煎服。

◎ 生牵牛子、炒牵牛子各 4.5 克，兑在一起粉碎，分为 2 份。晚上睡前及早饭前温开水各冲服 1 份。一般服 2 份即愈。（《新中医》1990 年第 1 期）

■ 新加桃红四物汤治腰扭伤瘀血内停

◎ 归尾、赤芍各 15 克，桃仁 12 克，红花、川芎、熟地黄、苏木、制乳香、制没药、枳壳、木香、土鳖虫各 10 克。水煎服，每日 1 剂。功效：活血化瘀，通络止痛。适用于络脉损伤，瘀血内停型腰扭伤。

■ 理筋活血治腰扭伤

◎ 新伤方：乳香、莪术、川芎、没药、孩儿茶各 300 克，红花 400 克，栀子 200 克。将以上各药置于 80℃以上温度烘干，碾成细末和匀，每次 2～3 克，每日 3 次服用。

◎ 当归、赤芍、桃仁、川续断、延胡索各 15 克，枳壳、香附各 10 克。每日 1 剂，水煎分 2 次服。此法适用于腰扭伤早期。（《偏方秘方大全》）

◎ 炮山甲（代）、延胡索各 30 克，白芍 24 克，陈皮 15 克，甘草 12 克。舌紫暗或有瘀斑、瘀点者加丹参 30 克，赤芍 24 克，土鳖虫 12 克，三七粉（分

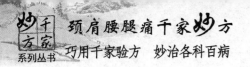

冲）6克，水煎服，药渣用布包热熨腰部。（龚凤平验方）

■ 芍药甘草汤送服三七粉活血止痛

◎ 白芍、甘草各20克，三七粉6克。将白芍与甘草加入500毫升水中，浓煎至200毫升左右，取汁去渣；另取三七粉6克，早、晚分2次送服，每日1剂，连服3日。功效：活血止痛。（《浙江中医杂志》1995年第11期）

■ 逐瘀活血治急性腰扭伤

◎ 大黄逐瘀汤：川大黄20克，槟榔20克，生姜10克，肉桂6克。水煎服，每日1剂，分2次服。功效：祛瘀行气，温经止痛。适用于急性腰扭伤，症见腰痛、腰功能障碍、腰部发板、转侧不利。（《北京中医药学报》1988年第1期）

◎ 身痛逐瘀汤：秦艽、川芎、甘草、羌活（或独活）、没药、五灵脂（炒）各6克，桃仁、红花、当归、香附、地龙各10克，牛膝12克。水煎服，每日1剂。年老体弱或正气不足者加党参、黄芪；疼痛较剧者加延胡索、七叶莲。药渣可加入适量醋酸及水，煮沸待温后熏洗伤处，以增强疗效。（《广西中医药》1987年第2期）

■ 巧用骨碎补治急性腰扭伤

◎ 复方骨碎补煎：骨碎补30克，制乳香、制没药各10克，延胡索10克，乌药10克，红花6克，土鳖虫3克。水煎服，每日1剂。一般服2～6剂可愈。功效：活血散瘀，消肿止痛。注意：孕妇忌服。（《湖南中医杂志》1987年第1期）

◎ 骨碎补30克，制乳香、制没药、桃仁、延胡索、乌药各10克，红花6克，土鳖虫3克。每日1剂，水煎服。功效：活血通络止痛。（《湖南中医杂志》

1987 年第 1 期）

◎ 骨碎补 12 克，桃仁 15 克，桂枝 10 克，姜黄 10 克，威灵仙 10 克，大黄 10 克，川芎 10 克，归尾 10 克。每日 1 剂，水煎分 3 次服。

■ 大黄白芷肉桂酒治腰扭伤

◎ 大黄、白芷、肉桂各 10 克，樟脑 2 克，酒 150 毫升。上药入酒中泡 1 日，每次服 10 毫升，每日 2 次。一般只需服 1 ～ 2 日，病即告愈。（《湖南中医杂志》1987 年第 3 期）

■ 散寒祛湿治寒湿型腰扭伤

◎ 独活寄生汤加减：桑寄生、秦艽、牛膝各 15 克，独活、防风、杜仲、桂枝、当归、川芎、红花、土鳖虫、木香、枳壳各 10 克，赤芍 12 克，细辛 3 克。功效：祛风除湿，温经散寒，通络止痛。适用于扭伤兼风寒湿痹证。

◎ 加味车甘散：车前子 15 克，麻黄 6 克，荆芥、土鳖虫、牛膝各 9 克，甘草 6 克。水煎服。（《山东中医杂志》1988 年第 3 期）

◎ 治腰第一方：独活、防风、降香、枳壳、延胡索各 10 克，海风藤、川续断、桑寄生、怀牛膝各 15 克，细辛 3 克，小茴香、清甘草各 5 克。每日 1 剂，水煎服。（《浙江中医学院学报》1992 年第 3 期）

■ 壮腰补肾治肾虚型腰扭伤

◎ 补肾活血汤加味：熟地黄、杜仲、桑寄生、归尾各 15 克，山茱萸、枸杞子、补骨脂、菟丝子、肉苁蓉、红花、独活各 10 克，川续断、五加皮各 12 克。水煎服。功效：壮腰补肾，化瘀止痛。适用于扭伤兼肾虚证。

◎ 徐长卿 30 克，猪骶尾骨 250 克。水炖服，每日 1 剂。功效：壮腰通络。（《新中医》1990 年第 5 期）

◎ 当归 15 克，杜仲 15 克。水煎服。功效：活血壮腰。（吉林民间验方）

◎ 补骨脂 12 克，杜仲、桃仁各 10 克，制乳香、制没药各 8 克，肉桂、红花各 6 克，田七粉（分冲）1.5 克，水煎服。（李训楼验方）

◎ 猪骨 250 克，黄芪 25 克，牛膝 12 克，桑枝、地龙、川芎、露蜂房各 10 克，三七（研分冲）6 克，桂枝 5 克，蜈蚣 1 条，水煎服。（兰友明等验方）

◎ 补肾活血汤：当归 30 克，党参 30 克，黄芪 30 克，牛膝 15 克，川续断 15 克，骨碎补 15 克，杜仲 15 克，玄胡 15 克，红花 15 克，桃仁 15 克，乌药 15 克，路路通 15 克，桑寄生 15 克，制乳香、制没药（后下）各 5 克，炙甘草 6 克。水煎服。（《河南中医》1993 年第 3 期）

◎ 理气活血补肾汤：土鳖虫 10 克，川牛膝 10 克，桃仁 10 克，红花 10 克，木香 10 克，鹿角霜 15 克，川续断 15 克，当归 12 克，川芎 9 克，鸡血藤 30 克组成。加水 500 毫升，煎至 300 毫升，每日 1 剂，分早、中、晚 3 次温服。（马祥生验方）

◎ 桑寄生 24 克，杜仲、川续断、牛膝、鸡血藤 15 克，用水煎服，每日 1 剂。

■ 巧用食物治疗腰扭伤

◎ 葱头 5 根，捣烂炒热，用布包裹，趁热推擦患处，使局部皮肤发红有热感；然后取大黄（研末）60 克，用姜汁和水各半调成糊状，敷贴患处，每日更换 1 次。

◎ 葱白 20 克，小茴香 30 克，食盐 60 克，桂枝 20 克。将药物加热外熨患处，或捣烂敷贴。功效：通络散寒止痛。（《中国民间草药方》）

◎ 鲜韭菜根适量。将韭菜根捣为糊状，敷患处。功效：通络止痛。（河南

民间验方）

◎ 一味姜汁外敷方：取生姜适量，捣烂去净姜汁，加入食盐 1 匙，与姜渣捣匀，外敷患处，用绷带固定，每日换药 1 次。用药 2～3 次可愈。生姜用量以足够敷受伤面积为度。另有报道用生姜汁加入适量大黄粉，调成软膏状，平摊于患处，覆盖油纸、纱布固定，12～24 小时未愈者可再敷。注意：阴虚内热者忌服。（《中医杂志》1984 年第 7 期）

◎ 葱白 5 根，生姜 60 克，丝瓜藤 30 克，土鳖虫 4 个。将药物捣烂，调拌白酒，敷贴患处。功效：散寒通络止痛。（《中国民间草药方》）

◎ 豆腐、食盐各 120～150 克，共捣烂敷贴扭伤痛点，用纱布和胶条固定好。

■ 中药外敷治疗腰扭伤

◎ 内伤膏：羌活、麻黄、当归各 50 克，公丁香 100 克，独活、生附子、苍术、草乌各 20 克，升麻、半夏、川乌、白芷、姜皮、桂枝、菖蒲各 50 克。制法：上药用香油 1500 毫升浸泡 7 日，熬枯去渣，炼至滴水成珠，下黄丹 300 克，搅匀待冷，将肉桂、乳香、没药、大黄、青皮各 30 克研细粉加入和匀备用。外敷患处。功效：祛风除湿，温经散寒，活血化瘀，通络止痛。屡用效佳。（《疡医大全》）

◎ 大黄 200 克，白芷、姜黄、生乳香、生没药各 60 克；或栀子 40 克，乳香 20 克，黄连、细辛、三七、樟脑各 10 克。任选 1 方，用黄酒或食醋调成糊状，敷贴患处，每日更换 1 次。

◎ 红花 20 克，钻地风、苏木各 10 克，紫草、伸筋草、千年健、桂枝各 15 克，木瓜、乳香各 10 克，路路通 15 克，没药 10 克，千斤拔 50 克，刘寄奴 15 克。置布袋内煮沸，热敷患处。功效：活血通络止痛。（《广西中医药》1995 年第 2 期）

◎ 山栀子 12 克，大黄 8 克，姜黄、冰片各 3 克，葱白 60 克。共研细末，调拌白酒，外敷患处。功效：清热活血止痛。(《中国民间单验方》)

◎ 生大黄 60 克。研为细粉，加入生姜汁半小杯及开水适量，调成糊状。再将葱白 5 根捣烂炒熟，用布包好，在病处揉擦至皮肤发红，将上药的 1/4 外敷，纱布固定，每日 1 次。功效：活血散寒通络。3 ～ 4 日即愈。(《实用民间土单验秘方 1000 首》)

◎ 湿热敷剂：红花 20 克，钻地风 10 克，苏木 10 克，紫草 15 克，伸筋草 15 克，千年健 15 克，桂枝 15 克，木瓜 10 克，乳香 10 克，路路通 15 克，没药 10 克，千斤拔 50 克，刘寄奴 15 克。将上药混合均放入 15 厘米 ×20 厘米布袋内，扎紧袋口后放入锅中，加适量清水煮沸数分钟后置于电炉上备用。病人取俯卧位，充分暴露患处，铺单层治疗巾，医者将第一条大毛巾置于锅内药液中充分浸湿后取出拧干，叠成长方形敷在患处治疗巾上，然后用同样方法将第二条毛巾加盖在第一条毛巾上，待第一条毛巾热量降低时，将较热的第二条毛巾翻转于患处，如此反复，持续 10 分钟，至局部皮肤发红为止，在热敷同时，医者可用掌心在患处拍打，每日 1 次至痊愈。功效：舒筋通络，行气活血，温经散寒，止痛。

[注意] ①热敷须在 12 ～ 24 小时后进行；②热敷治疗时应注意保暖，以免使患者感受风寒之邪；③热敷毛巾必须拧干，折叠平整，使热量均匀透入；④热敷部位除进行拍打外，不宜再施以推拿手法，以免损伤皮肤；⑤注意热敷温度，不宜过高，以病人能忍受为限，以免烫伤皮肤，对感觉迟钝的患者尤须注意；⑥皮肤病患者禁用此法。(《广西中医药》1995 年第 8 期)

◎ 当归、羌活、乳香、没药各 60 克。将上述药分装在宽 14 厘米、长 20 厘米的 2 个布包中，上锅蒸约 10 分钟，取出药包，外涂黄酒，趁热敷患处，每日 3 次。(经验方)

◎ 茴香 20 克,丁香 10 克,樟脑 6 克,红花 12 克。上药共研细末,调拌白酒,外敷腰部。(《中国民间敷药疗法》)

◎ 生附子 30 克。生附子研细末,搅拌白酒,外敷双足涌泉穴。(《中国民间疗法》)

◎ 消瘀接骨散:川乌 20 克,草乌 20 克,栀子 20 克,大黄 20 克,制乳香 20 克,骨碎补 20 克,制没药 20 克,薄荷 20 克,儿茶 30 克,红花 30 克,细辛 30 克,白芷 10 克,冰片 10 克组成。诸药共研为末,以饴糖或蜂蜜调匀,摊于绵纸上(厚 0.3 ～ 0.5 厘米,范围大于伤痛点 3 厘米)敷于患处,外用宽胶布粘贴或绷带捆扎固定。3 日为 1 个疗程。一般用 1 ～ 2 个疗程。(伍栋材)

◎ 生山栀子 15 克,姜黄片 30 克,生大黄 15 克,冰片 3 克,葱白 250 克,麦粉、白酒各适量。将葱白捣碎,炒热,用纱布包扎如球状。再将生山栀子、姜黄片、生大黄碾碎成细粉再加入冰片,麦粉碾匀以煨热的白酒调糊状。先将纱布包裹之热葱球擦患处至皮肤微红为度,再将调好的药糊敷贴在患处,外用胶布固定。每日 1 次。

◎ 红花 15 克、制乳香、制没药各 10 克。研成细末后用酒调成糊状,敷于患处。

◎ 姜黄散:新鲜生姜、雄黄各适量。将生姜内层挖空,把研细的雄黄放入生姜内,上面用生姜片盖紧,放瓦上焙干,把生姜焙成老黄色,放冷,研细末,储于玻璃瓶内,用时撒在普通黑膏药上或伤湿止痛膏上贴患处。(《百病良方》)

◎ 扭伤愈散:栀子 4 份,乳香 2 份,黄连、细辛、三七、樟脑各 1 份,食醋适量。将上药分别碾细后混合,装瓶密封。用时洗净患处,药粉加食醋调成糊状,外敷患处,盖上油纸,纱布包裹,胶布固定。药干后再换,或将干药块取下再用醋调,重新敷上。(《百病良方》)

◎ 芍药甘草活络效灵丹:白芍 30 克,甘草、当归、丹参、制乳香、制没药各 15 克，地龙、木香各 10 克。上药加水煎煮 2 次，取药汁混合，每日 2 次，饮服。狗皮膏药 1 张外贴患部。一般 6 剂痊愈。（《中医骨伤科杂志》1987 年第 1 期）

◎ 取等量蒲公英、生地黄，先将蒲公英、生地黄煎浓汁，加入冰片收膏，贴患处，3 日换药 1 次。

◎ 当归 90 克，羌活 90 克，乳香 60 克，没药 60 克。将上述药物分装在宽 4 寸、长 6 寸的 2 个布袋中，上锅熏约 10 分钟，取出药袋，外涂黄酒，趁热敷患处，每次敷 15 分钟，每日 3 次。

■ 药酒涂擦治疗腰扭伤

◎ 川椒酒：川椒、食盐各 30 克，浸泡于 250 毫升白酒中，1 周后取药酒涂擦患处，然后用掌根揉搓至发热为度，每日 2 ～ 3 次。

◎ 当归 30 克，红花 20 克，土鳖虫 20 克，白芷 15 克，川芎 15 克，丁香 15 克，高粱酒 500 毫升。将前六味药置高粱酒中浸泡 7 日后，取药酒擦伤处以患部发红发热为度，每日擦 5 ～ 6 次。功效：理气活血止痛。（福建民间验方）

◎ 川乌 15 克，草乌 15 克，细辛 15 克，白芷 15 克，胆南星 15 克，红花 15 克，桃仁 15 克，当归 15 克，马钱子 15 克。将上药共用 750 毫升 75% 的酒精浸泡，10 日后取药汁湿敷患处。功效：活血散寒止痛。（四川民间验方）

◎ 鲜鹅不食草适量。将上药捣烂，加白酒适量，调敷患处。功效：通络止痛。（贵州民间验方）

◎ 杜仲、白酒各适量。将杜仲捣碎，用白酒调和后涂搽在患处，稍干燥便再涂搽，每日 4 ～ 5 次。

◎ 桃仁 60 克，细辛 15 克，白酒 500 毫升。上述药物入白酒中浸泡 10 日，备用。取适量药酒擦患处 5 ～ 10 分钟，每日 1 ～ 2 次。

■ 中药熏洗治疗腰扭伤

◎ 桃仁、红花、乳香、没药、五倍子（打碎）、黑豆各 20 克，赤芍 15 克，甘草 15 克，白酒 30 毫升。每剂加水 3000 毫升，煎减半时滤出药液，加入白酒，趁热熏洗患处，待药液温度稍减，便可用毛巾浸药液洗患处，每次熏洗 30 分钟，每剂药可洗 4 次，有皮肤化脓者禁用。

◎ 当归、独活、秦艽、钩藤、伸筋草、海桐皮各 15 克，乳香、没药、红花各 30 克，水煎加白酒 30 毫升，趁热熏洗患处，每次 30 分钟，每日 1 ～ 2 次。

◎ 当归 30 克，红花 15 克，硼砂 15 克。将上药用水煎汤，趁热熏洗患处。功效：活血通络。（河南民间验方）

◎ 独活、秦艽、牛膝、延胡索、川芎各 10 克，细辛 5 克。水煎熏洗患处。

■ 点眼法治腰扭伤

◎ 煅紫贝齿 3 克，制珍珠 2 克，制净硼砂 9 克，龙脑片 1 克。先将前两药共研成细粉，再和后两药一同研匀，存储备用。施治时取灯心草一段，剪平一头，冷开水浸湿少许，蘸上列药粉，点入患者眼内眦，并令闭目至出泪，便嘱患者站立，踏步并行弯腰运动 3 ～ 5 次。一般疼痛可缓，必要时可隔日再行施治 1 次。（《中药外用治百病》）

◎ 硼砂适量。将硼砂研极细末，用灯心草沾硼砂末点患者双眼内、外眦，泪出后即感腰部明显轻松，30 分钟点眼 1 次，一般点 3 次即可痊愈，3 次为 1 个疗程，每次点眼后让患者活动腰部。（《河南中医》1995 年第 1 期）

■ 吹鼻法治腰扭伤

◎ 白檀香 9 克，广木香 6 克，公丁香 3 克，龙脑片 2 克，真麝香 0.3 克。

前三药研极细末，再与后两药一同研匀备用。施治时以吹管取适量药粉吹入患者鼻孔，然后令患者坐定，进行弯腰运动3～5次。(《中药外用治百病》)

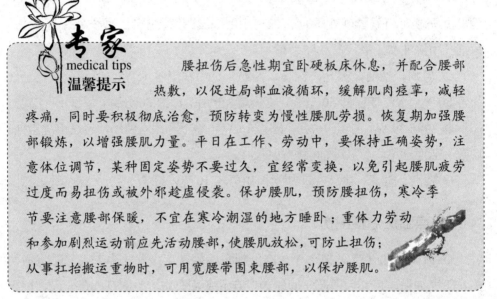

专家
medical tips
温馨提示

　　腰扭伤后急性期宜卧硬板床休息，并配合腰部热敷，以促进局部血液循环，缓解肌肉痉挛，减轻疼痛，同时要积极彻底治愈，预防转变为慢性腰肌劳损。恢复期加强腰部锻炼，以增强腰肌力量。平日在工作、劳动中，要保持正确姿势，注意体位调节，某种固定姿势不要过久，宜经常变换，以免引起腰肌疲劳过度而易扭伤或被外邪趁虚侵袭。保护腰肌，预防腰扭伤，寒冷季节要注意腰部保暖，不宜在寒冷潮湿的地方睡卧；重体力劳动和参加剧烈运动前应先活动腰部，使腰肌放松，可防止扭伤；从事扛抬搬运重物时，可用宽腰带围束腰部，以保护腰肌。

颈肩腰腿痛
千家妙方

腰肌劳损

　　腰肌劳损是指腰部肌肉、筋膜、韧带等软组织的慢性损伤，积久成疾而出现的腰部酸痛和运动障碍为主要症状的疾病，有人称为功能性腰痛。多发生于成年体力劳动者，是腰痛中最常见的疾病之一，包括臀筋膜综合征、腰横突综合征、棘间韧带损伤及积累性腰肌劳损。临床以腰痛时轻时重，反复发作为特点。大抵属于中医学的"腰痛""腰尻痛""腰背痛""腰脊痛"等范畴。

中医认为，慢性腰痛常因跌仆闪挫、劳伤积损，或冒风淋雨、寒湿痹阻，导致气滞血瘀，经脉不通，气血运行不畅，不通则痛；或先天禀赋不足，或久劳伤肾，久病体虚，导致肾气不足；或年老体衰，肝肾亏虚，筋脉懈惰，经脉失养，不荣亦痛。此外，亦有损伤之后，外邪趁虚侵袭，形成血瘀夹痹而痛者。临床常见寒湿痹阻、劳损瘀阻及肝肾亏虚等证候类型。

■ 小单方通络活血治腰痛

◎ 丝瓜络切碎，焙焦黄，研粉，每日 1 调匙，分 2 次服用，酒少许冲服，疗效更佳。

◎ 川牛膝 15 克，刘寄奴、香附各 10 克，黄酒（兑服）20 毫升，水煎服。适用于劳损瘀阻证。

■ 经验方活血通络治腰痛

◎ 桃仁四物汤：枳壳、当归各 15 克，桃仁、赤芍、续断、木香、泽兰、杜仲各 12 克，乳香、没药、甘草各 9 克。疼痛剧烈者用当归注射液或红花注射液 3 ～ 4 毫升痛点封闭，1 ～ 2 日 1 次。每日 1 剂，水煎服。（《时珍国药研究》1993 年第 4 期）

◎ 调荣活络饮化裁：当归、牛膝各 15 克，赤芍 12 克，枳壳、青皮各 10 克，桃仁、红花、独活、秦艽各 9 克，大黄、桂枝各 6 克。水煎服，每日 1 剂。功效：舒筋活血，行气止痛。适用于积劳损伤，气血郁滞型腰肌劳损。

◎ 伸腰扭伤散：白术 30 克，杜仲 30 克，淫羊藿 30 克，补骨脂 25 克，制乳香 25 克，制没药 25 克，土鳖虫 30 克，红花 20 克，延胡索 30 克，乌药 20 克。共研细末，每次 6 克，黄酒送服，每日 1～2 次。有补肾强腰、活血化瘀、通络利脊、理气止痛的作用。(《临床常见颈肩腰腿痛性疾病》)

◎ 五圣止痛汤：白术、杜仲（炒断丝）、防风、当归、穿山甲（代，炒、捣碎）各 12 克，黄酒 60 毫升，以水 600 毫升，煎取 400 毫升。将煎取的 400 毫升药分 2 次服完。也可捣成细面，装于胶囊内，每次服 4 粒，黄酒 50 毫升为引，每日 3 次。(《浙江中医杂志》1987 年第 12 期)

◎ 络石藤 30 克，鸡血藤 30 克，桑寄生 30 克，补骨脂 12 克，狗脊 20 克，续断 20 克，巴戟天 12 克，菟丝子 12 克，淫羊藿 30 克，制乳香、没药各 10 克。水煎服，每日 1 剂。适用于肾虚血瘀型。

◎ 劳损止痛汤：党参、黄芪、当归各 31 克，杜仲 24 克，川续断 18 克，牛膝、延胡索各 15 克。每日 1 剂，水煎服，随症加减。(《中国医学文摘·中医》1985 年第 3 期)

■ 壮腰补肾治肾虚型腰肌劳损

◎ 骨碎补、川杜仲、川续断、制首乌各 15～20 克，金毛狗脊、威灵仙各 10～15 克。水煎服，每日 1 剂。适用于肝肾亏虚证，腰酸腰痛，喜温喜按。(陈华等验方)

◎ 补肾活血汤加减：熟地黄、枸杞子、补骨脂、当归尾各 12 克，山茱萸、肉苁蓉、没药、红花、独活、杜仲各 9 克，菟丝子 15 克。水煎服，每日 1 剂。功效：补益肝肾，强筋壮骨。适用于肝肾亏虚型腰肌劳损。

◎ 补骨脂、当归、黄芪、狗脊、续断、菟丝子、怀牛膝各 30 克，山茱萸、姜黄、延胡索各 20 克。水煎服，每日 1 剂。功效：补肾壮腰，活血通络。(《河

北中医》1994 年第 1 期）

◎ 补肾壮筋汤：熟地黄 15 克，白芍 15 克，山茱萸 15 克，茯苓 15 克，川续断 20 克，当归 10 克，牛膝 10 克，杜仲 10 克，五加皮 10 克，青皮 10 克。加水 500 毫升，煎取 300 毫升，温服，每日 1 剂，20 日为 1 个疗程。功效：补益肝肾，强壮筋骨。

[加减] 气滞血瘀，疼痛明显加乳香、没药、土鳖虫各 6 克，玄胡 15 克；阴虚加枸杞子 15 克，增熟地黄至 30 克；阳虚加肉桂、附子、巴戟天各 10 克；气虚加黄芪、党参各 30 克；脾胃虚弱加淮山药、白术各 15 克，湿热加苍术、黄柏各 6 克；风湿加威灵仙 15 克，独活 6 克。（《中国中医骨伤科》1994 年第 6 期）

◎ 补骨脂益损汤：补骨脂 30 克，当归 30 克，生黄芪 30 克，狗脊 30 克，川续断 30 克，菟丝子 30 克，怀牛膝 30 克，山茱萸 20 克，姜黄 20 克，延胡索 20 克。每日 1 剂，水煎。功效：健脾补肾，温肾壮阳。加减：偏虚寒者加制附子片、桂枝、红人参须各 10 ～ 20 克；夹湿热者加黄柏 10 ～ 15 克；阴虚舌光红者加生地黄 30 ～ 60 克，黄柏 10 克；有扭伤史者加刘寄奴 10 克，土鳖虫 30 克；尾骶部酸沉重坠者加青皮 10 克。注意：远房欲，避劳累。（《河北中医》1994 年第 1 期）

◎ 三两半汤：党参 31 克，黄芪 31 克，当归 31 克，牛膝 15 克（共三两半），杜仲 24 克，川续断 18 克，玄胡 15 克。水煎服，每日 1 剂。适用于慢性腰肌劳损，辨证分型有：肾阳虚型、肾阴虚型、脾肾两虚型。三型均以肾虚为主。故治疗着重补肾，兼故治脾，可随症化裁。除服药外，适当做些腰部锻炼也是很重要的治疗措施。（《四川中医》1986 年第 2 期）

◎ 补肾祛湿舒筋汤：桑寄生 20 克，狗脊 20 克，延胡索 15 克，炒地龙 15 克，土鳖虫 12 克，川牛膝 10 克，怀牛膝 10 克。每日 1 剂，4 日为 1 个疗程。功效：养血补肾，祛湿通络。

[加减] 若腰部酸痛有僵直感，晨起明显者，酌加独活、苍术、薏苡仁；腰痛定处明显者加制乳香、制没药；肝肾阳血不足者加当归、枸杞子；肾阴虚选加菟丝子、杜仲、仙茅；脾虚加党参、白术。(《福建中医药》1993 年第 1 期)

◎ 壮腰煎：黄芪 40 克，鹿角霜、白术各 20 克，当归、骨碎补、螃蟹、枸杞子各 10 克，土鳖虫、没药各 6 克，生麦芽 15 克。水煎服，每日 1 剂，分 2 次服，令患者将热药渣敷腰部，10 日为 1 个疗程。(《辽宁中医杂志》1990 年第 8 期)

◎ 加味补骨脂汤：补骨脂 12 克，肉桂 6 克，桃仁 10 克，红花 6 克，川杜仲 10 克，制乳香、没药各 8 克，田七粉 1.5 克。水煎服，一般服 3 剂即愈。

◎ 复方补骨脂冲剂：补骨脂、锁阳、狗脊、川续断、黄精、赤芍各适量。研细末，每次 1 包（20 克），每日 2 次，14 日为 1 个疗程，连服 2 个疗程。适用于肾阳虚引起的慢性腰肌劳损。(《中国医学文摘·中医》1985 年第 4 期)

◎ 玉带丸：杜仲、续断各 30 克，补骨脂 25 克，香附（炙）20 克，延胡索 10 克，木通、白术、熟地黄、狗脊、当归、黄芪各 20 克，川芎、骨碎补、凤仙花、甘草各 10 克，核桃仁 10 个。将上药共研细末，再将核桃仁捣烂如泥加入，炼蜜为丸，每粒 5 克重。每日 2～3 次，每次 1～2 粒，开水送服。

■ 温经宣痹治寒湿型腰肌劳损

◎ 肉桂粉每次 5 克，每日 2 次，温开水送服，3 周为 1 个疗程。

◎ 独活寄生汤化裁：独活 12 克，羌活、秦艽、川芎、赤芍、防风、桂枝各 9 克，桑寄生、当归尾、牛膝、杜仲、续断、威灵仙、五加皮各 15 克，细辛 6 克。水煎服，每日 1 剂。功效：祛风除湿，通络止痛。适用于风寒湿邪，痹阻经络型腰肌劳损。

◎ 益肾活血汤：狗脊、骨碎补各 15 克，桃仁、乳香、没药各 9 克。水煎服，每日 2～3 次，每次服 200 毫升。功效：益肾活血。（《中国骨伤杂志》1990 年第 1 期）

◎ 肾着汤合五积散：干姜、白术、苍术、杜仲、独活、羌活、骨碎补各 10 克，川牛膝、怀牛膝、川续断、茯苓各 20 克，麻黄、肉桂、炙甘草各 6 克，延胡索 15 克，桑寄生 24 克，细辛 3 克。每日 1 剂，水煎服。药渣趁热布包放腰部，上加热水袋热敷 30 分钟。（《山东中医杂志》1996 年第 9 期）

■ 中药外敷治腰肌劳损

◎ 干姜 20 克，当归 15 克，苍术 10 克。共研细末，用 75% 的酒精调成糊状，外敷患处，然后用 100W 白炽灯烘烤 20～40 分钟，每日 1 次。

◎ 取川乌、蜀椒、乳香各 10 克，肉桂 5 克，樟脑 1 克。共研细末，加白酒适量炒热后，贴敷于命门、肾俞（双）、次髎（双），胶布固定；或取当归、路路通、透骨草、伸筋草各 20 克，独活、桂枝、白芷各 15 克，红花、乳香、没药、细辛各 10 克。用白酒浸润，装布袋扎口蒸热，趁热敷腰部，外用热水袋保温，每日 1～2 次。

◎ 独活、防风、杜仲、牛膝、川续断、香附、当归、延胡索、桑寄生、威灵仙各等量；或熟地黄、山药、牛膝、当归、黑豆、菟丝子各等量，共研粗末，炒热用布包裹，趁热熨患处，每次 30 分钟，每日 1～2 次，每剂药可连续用 3～5 日。

◎ 取生马钱子、麻黄、乳香、没药各等份，共研细末，用蜂蜜调敷患处，每日更换 1 次。

◎ 取马钱子、伸筋草、透骨草、生川乌、五加皮、豨莶草、五倍子、牛蒡子、穿山甲、汉防己、血余炭、乳香、没药、肉桂、细辛、独活、枳实、干姜各 10 克，麻黄、防风、全蝎、僵蚕各 12 克，当归尾、功劳叶、甘遂各 30 克，蜈蚣 4 条。

用香油 2000 毫升将药熬枯后去药渣，加黄丹 1000 克制成膏药，取膏药适量摊于牛皮纸上，敷贴肾俞及压痛点，3～5 日更换 1 次。亦可选用市售的狗皮膏、麝香壮骨膏、伸筋草膏、温经通络膏等敷贴患部。

◎ 川南散：川乌、天南星、川芎、杜仲各 12 份，乳香、没药各 9 份，冰片 3 份。上药共研过 60～80 目筛过细末，防潮避光保存备用。取药末 60～70 克，装入 8 厘米 ×15 厘米的布袋内，封口后敷于腰痛部位，用 2 厘米宽适当长的带子固定。7 日换药 1 次，一般换药 1～3 次即愈。（《中医正骨》1989 年第 1 期）

◎ 泽兰叶 16 克，刀豆壳 20 克，金毛狗脊 12 克，韭菜根 12 克。将药物捣烂，敷贴患处。功效：通络止痛。（《中国民间草药方》）

◎ 腰痛膏：生川乌 15 克，食盐少许。上药混合捣融成膏，将药膏摊于肾俞、腰眼穴上，覆以纱布，胶布固定，每日换药 1 次。（《穴位贴药疗法》）

◎ 鸡屎白、麦麸各 250 克。上药放锅内用慢火炒热时加入酒精，混匀后用布包好敷于患处，热散后取下。次日可再炒热后加酒精使用，连用 4～5 次后弃去。每日 1 次，7～10 日为 1 个疗程。（《中药外贴治百病》）

◎ 葱白 30 克，大黄 6 克。将上药捣烂炒热外敷痛处。（《中国民间敷药疗法》）

◎ 麻药方：生川乌 20 克，生草乌 20 克，生半夏 15 克，生天南星 15 克，荜茇 15 克，蟾酥 12 克，细辛 12 克，胡椒 30 克，55%～75% 酒精 500 毫升。将前 8 味药轧碎，入酒精中密封浸泡，1 周后可使用。使用时用一清洁纱布 3～4 层，浸透该药略加拎干，以无药液滴落为度，将纱布平铺于病处，再用红外线灯或 100～200W 的白炽灯照射至纱布干燥，每日 1～2 次，连用 7 日为 1 个疗程。（徐金波验方）

◎ 当归、羌活、乳香、没药各 60 克。将上药分装宽 15 厘米、长 20 厘米的 2 个布包中，上锅蒸约 10 分钟，取出药包，外涂黄酒，备用。趁热敷患处，

每日 3 次。（《中医简易外治法》）

◎ 酒醋热敷散：①外用药：防风、细辛、荆芥、桂枝、川椒、没药、乳香各等量，粉碎过 60 目筛。部分病例用牛膝、杜仲、川续断、狗脊、延胡索、威灵仙、骨碎补各 15 克，当归、独活、乳香、没药各 10 克，鸡血藤 30 克，王不留行 12 克，内服。外用药用时取 20～30 克铺于两层纱布中，范围如掌大，敷于患处，依次加塑料薄膜，2～4 层干毛巾，装 90～100℃热水的热水袋，每次敷 1～1.5 小时，每日 1 次，12 日为 1 个疗程。内服药每日 1 剂，水煎服。（《广西中医药》1992 年第 2 期）

■ 熏洗法治腰肌劳损

◎ 艾绒 120 克，川椒 3 克，透骨草 30 克。上述药物水煎 2500 毫升熏洗患处，每次 20～40 分钟，每日 2 次，10 日为 1 个疗程。

◎ 当归 50 克，红花 30 克，乳香 20 克，没药 20 克，牛膝 15 克，醋 30 毫升。将上述药物浸入醋内 4 小时，再加热至沸 5～10 分钟，用纱布浸药汁，趁热熏洗腰眼穴，冷则再换。每日 1 次，每次 10 分钟。

■ 熏蒸法治腰肌劳损

◎ 红花 15 克，当归 90 克，地龙 90 克，五加皮 90 克，防风 20 克，牛膝 120 克，金刚刺 120 克，红藤 120 克。上药加水过药面，煎煮沸 10 分钟，将腰部对准药液直接熏蒸。每次熏蒸 10 分钟，每日 1 次，10 次为 1 个疗程。

■ 药带法治腰肌劳损

◎ 生草乌 30 克，小茴香 30 克，当归 30 克，川芎 30 克，石菖蒲 30 克，牛膝 20 克,续断 20 克,樟脑 5 克,冰片 5 克,陈艾绒 50 克。将上述药物除樟脑、冰片外研为细末,与研好的樟脑、冰片相混匀,选择适当的护腰。用棉布制成相应的内衬,将上药末均匀撒在内衬各层上,密缝好,日夜护带在腰部。(《中药外用治百病》)

■ 吹鼻法治腰肌劳损

◎ 木香 3 克,麝香 0.3 克。上述药物研极细末混匀,吹入鼻内即可。

■ 浸渍法治腰肌劳损

◎ 当归 50 克,红花 30 克,乳香 20 克,没药 20 克,牛膝 15 克,醋 300 毫升。将上述药物浸入醋内 4 小时,再加热煮沸 5 ～ 10 分钟,用纱布浸药汁,趁热溻(音 tā。浸湿)渍腰眼穴,冷则更换,每次 4 ～ 6 小时。每日 1 次,7 ～ 10 次为 1 个疗程。(《中药外用治百病》)

■ 药酒治腰肌劳损

◎ 大黄、白芷、肉桂各 10 克,樟脑 2 克。将四味药用上好白酒 500 毫升泡 3 日后,即可饮用药酒,每次 10 毫升,每日 2 次。功效:通络止痛。(《湖南中医杂志》1987 年第 3 期)

◎ 生薏苡仁 120 克,制首乌 180 克。上药浸于白酒 500 毫升中 15 日,每日早、晚各 2 盅(15 ～ 30 毫升)。功效:利湿散寒补肾。适用于腰肌劳损肾虚风寒型。(《浙江中医杂志》1982 年第 5 期)

◎ 独活寄生酒:独活 10 克,桑寄生 20 克,秦艽 10 克,细辛 5 克,当归身 15 克,生地黄 15 克,白芍 15 克,川芎 10 克,肉桂 15 克,茯苓 15 克,杜仲 15 克，牛膝 15 克，人参 10 克，甘草 5 克，防风 10 克。将上药泡入白酒 1000 毫升内，封闭，2 周后即可饮用。每次 20 ～ 30 毫升，每日 2 次。饮酒量可酌情加减。此药酒适用于寒湿性腰肌劳损。

◎ 丹参杜仲酒：杜仲、丹参各 30 克，川芎 20 克，江米酒 750 毫升。将上药共碾细，用江米酒浸之，5 宿后去渣备用。随意温饮，不拘时。(《普济方》)

■ 食疗精方治腰肌劳损

◎ 杜仲 20 克，威灵仙 20 克。上药共研成细末，拌匀。取猪腰 1 ～ 2 个，破开，洗去血液，再将药粉放入，摊匀后合紧，放入碗内，加水少许，用文火久蒸。吃猪腰，饮汤，每日 1 剂。

◎ 花旗参适量。将花旗参切片，蒸猪肉食尽。试验多次，腰久痛者服之特效。(《祖传秘方大全》)

◎ 菟丝子、核桃仁各 300 克，杜仲 20 克。将菟丝子、杜仲共研细末，加入核桃仁再研，炼蜜为丸，每次服 10 克，每日 2 次。服药以淡盐汤送下更佳。(《偏方秘方大全》)

◎ 狗胫骨 400 克，金毛狗脊、杜仲各 50 克。将狗骨焙黄，与狗脊、杜仲合研为末，每服 20 克，每日 3 次。本方用于肾虚腰痛及寒湿腰痛经年不愈者。(《医话奇方》)

◎ 枸杞子 50 克，羊肾 1 对。将羊肾洗净切除筋膜，去臊切碎，大米 200 克，加水适量，以小火煨烂成粥，分顿食用。适用于肾虚或老年腰膝酸痛。

◎ 杜仲 15 克，补骨脂 15 克，核桃肉 50 克。加清水煎浓去渣，入粳米 250 克，文火熬烂成粥，分顿食用。适用于肾虚腰痛，腰痛恢复期。

◎ 鸡蛋 2 枚，枸杞子 50 克，加清水适量煮熟，饮汤吃蛋和枸杞子。适用于阴虚者腰痛。

◎ 骨碎补 20 克，川牛膝 20 克，黄芪 30 克，川续断 15 克，猪蹄 500 克。加水及老酒适量，炖汤，吃肉喝汤。主治慢性腰痛，肌肉萎缩、无力等症。

◎ 老桑枝 100 克，老母鸡一只，去内脏除毛，加清水同煮，饮汤食肉，主治慢性风湿腰痛。

◎ 杜仲 20 克，猪腰子 1 对。将猪腰子去除筋膜，切碎，加生姜 3 片，清水适量同煮，食肉喝汤。适用于慢性腰痛或腰痛恢复期。

◎ 杜仲 15 克，黑豆 100 克，鲫鱼 1 条（200～300 克）。先将杜仲、黑豆加水适量，炖至黑豆熟透。取出杜仲，放入鲫鱼炖熟，加盐、姜调味。食之，主治慢性腰痛，肝肾亏虚等症。

◎ 杜仲 15 克，墨鱼干 1 尾，猪脊髓 5 克，怀牛膝 100 克。加清水适量煮汤食之，主治腰腿酸软，腰肌劳损等症。

专家 medical tips 温馨提示

腰肌劳损患者宜卧硬板床，束宽腰带，或采用各种围腰保护腰部，减轻腰肌负担，以防劳损。慎起居，适寒热，节劳欲，防寒保暖，避潮湿，腰部宜温暖，勿卧寒冷潮湿之地板，汗出未干勿直接吹风及冷浴。加强腰背筋肉锻炼，可自我热敷、按摩，或做弯腰、后仰、转腰等活动，以促进血液流通，增强腰部筋肉力量。保持正确的坐、立、行走姿势，纠正工作中的不良姿势，不要长时间固定一种姿势和弯腰工作，要间歇伸腰活动，防止腰肌过度疲劳而受损伤。

腰椎间盘突出症

颈肩腰腿痛
千家妙方

腰椎间盘突出症是由于腰椎间盘的退变与损伤，导致脊柱内外力学平衡失调，使椎间盘的髓核自破裂口突出，压迫腰脊神经根而引起腰腿疼痛的一种病症。本病好发于 30 ～ 50 岁的体力劳动者，男性多于女性。是临床常见的腰腿痛疾病之一。本病属中医学"腰痛"的范畴。

本病主要表现为腰痛和一侧下肢放射痛。程度轻重不等，严重者不能久坐久站，翻身转侧困难，咳嗽、喷嚏或大便用力时，因腹内压增高而疼痛加重。下肢放射痛多向一侧沿坐骨神经分布区域放射。腰部各方向活动均受限，尤以后伸和前屈为甚。脊柱姿势的改变有脊柱侧弯、腰椎前凸增大、腰椎曲线变平或倒转 4 种形式，尤以脊柱侧弯最多见，占 80% 以上。中央型髓核突出可见鞍区麻痹。患者感觉患肢不温，怕冷。

检查可见在腰 $_{4～5}$ 或腰 $_5$ 骶 $_1$ 间隙、棘突旁有明显压痛，用力按压或叩击痛处时，可引起下肢放射痛。直腿抬高试验及加强试验阳性，严重者在 15 度以下。本试验是确诊本病的重要的检查，阳性率可达 90% 以上。屈颈试验阳性。X 线检查、CT、MRI 检查都有助于明确本病诊断。

■ 小单方治腰椎间盘突出症

◎ 杜仲：杜仲 12 克炒焦，研末，热黄酒 120 毫升共调，分 3 次内服。或杜仲 30 克，同猪腰 1 对加水煮沸后再煮半小时，然后去杜仲，吃猪腰并喝汤，每日 1 剂，一般服 7 ～ 10 剂。

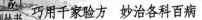

◎ 香附：生香附粉，冷开水冲服，每次 4 克，每日 3 次，不宜水煎，以免影响疗效。用于腰腿痛属实证、寒证者。

◎ 海马：海马 50 克，焙干研末，40 度白酒 500 毫升浸泡 24 小时以上，每日服 10 毫升，15 日为 1 个疗程。

■ 补肾壮腰经验方治腰椎间盘突出症

◎ 核归丸：核桃仁 210 克，黑芝麻 210 克，杜仲 60 克，菟丝子 60 克，当归 60 克，川续断 30 克，木瓜 30 克，延胡索 30 克，骨碎补 45 克，香附 15 克。除核桃仁、黑芝麻外，余药均晒干，碾碎过罗待用；将黑芝麻于碾槽内碾碎，再放入核桃仁一起碾，当归手摸无颗粒时，与过罗的药粉一起倒入盆中，以炼蜜 250 克分数次加入盆中搅拌，反复搓揉成团，再取团块 7 克制成药丸。冬天可瓶装储存，夏天制成蜡丸或用油纸单包装入纸盒放阴凉处。内服：每日 2 次，每次 1 丸，黄酒 20 毫升送下，连服 100 丸为 1 个疗程。功效：活血祛瘀，除湿散寒，舒筋止痛。（《中医骨伤科杂志》1987 年第 1 期）

◎ 补肾定痛汤：川芎、金毛狗脊、补骨脂各 12 克，当归 15 克，白芷、牛膝、桂枝、制乳香、没药、菟丝子各 10 克，白芍 20 克。每日 1 ～ 2 剂分 2 ～ 4 次服，12 剂为 1 个疗程。用药 4 ～ 36 日。

[加减] 风湿者加寄生、威灵仙；外伤者加田七、土鳖虫；剧痛加延胡索、蜈蚣；下肢肌紧张者白芍加量，麻木者加丹参、鸡血藤；阳虚者去桂枝，加肉桂、淫羊藿；气虚加生黄芪。（《江西中医学院学报》1997 年第 3 期）

◎ 熟地黄 30 克，肉桂 6 克，麻黄 6 克，鹿角胶 10 克，白芥子 10 克，炮姜 10 克，酒大黄 12 克，甘草 6 克，蜈蚣 2 条。每日 1 剂，水煎服，20 日为 1 个疗程。功效：养阴通络。

[加减] 口干者加黄柏、知母各 10 克；舌苔厚腻者加茯苓 30 克，白豆蔻 10 克；痛剧者加淫羊藿 15 克，制川乌、制草乌各 6 克；便溏者去酒大黄。(《中医正骨》1994 年第 2 期)

◎ 熟地黄 20 克，淮山药 10 克，枣皮 6 克，枸杞子 10 克，鹿茸粉 0.5 克，杜仲、狗脊、续断、当归、鸡血藤、丹参各 10 克，骨碎补、肉桂各 6 克。水煎服。适用于虚寒型腰椎间盘突出症。(《湖南中医杂志》1995 年第 3 期)

◎ 海马全蝎汤：海马 10 克，全蝎 3 克，牛膝 10 克，炮山甲 10 克，木瓜 15 克，蜈蚣 2 条。每日 1 剂，清水煎，分 2 次服，10 日为 1 个疗程，一般治疗 3 ～ 5 个疗程。功效：补肾壮腰，通痹止痛。(《中医骨伤科辨病专方手册》)

◎ 补肾通络汤：熟地黄 24 克，山药（炒）、枸杞子各 12 克，杜仲、制附子、制川乌各 10 克，菟丝子、白芍各 30 克，川续断、川牛膝各 15 克，制草乌 6 克，鹿茸（冲服）1 克。将制川乌、草乌、附子先煎 30 分钟，再将余药加入水煎。每日 1 剂，清水煎，分 2 次服。1 个月为 1 个疗程。功效：补肾壮腰，祛风散寒，通络止痛。(《中医骨伤科辨病专方手册》)

◎ 桑寄生汤：牛膝、川续断、桑寄生各 30 克，木瓜、独活各 15 克，桃仁、红花各 10 克，肉桂 5 克，蜈蚣、全蝎各 2 克。水煎服。每日 1 剂，每日服 2 次。功效：益肾散瘀，蠲痹通络。[《治验百病良方》（张存梯方）]

■ 活血通络经验方治腰椎间盘突出症

◎ 五虎散：地龙 21 克，土鳖虫、全蝎、乌梢蛇、穿山甲（代）各 9 克。急性发作期用汤剂，每日服 1 剂，早、晚各 1 次；恢复期用散剂，即上方焙干研末，每日服 2 次，每次 3 ～ 4 克，白酒兑服。功效：通络止痛。用于治疗腰椎间盘突出症并发坐骨神经痛。(《湖南中医杂志》1989 年第 3 期)

◎ 地龙、蕲蛇各 50 克，土鳖虫、全蝎各 25 克，穿山甲（代）15 克，蜈蚣 15 条。共研极细面，每次冲服 3 克，每日 2～3 次。1 个月为 1 个疗程。功效：祛风通络。

◎ 三虫四物汤：全蝎 10 克，蜈蚣 3 条，乌梢蛇 10 克，当归、白芍、川芎、威灵仙、制乳香、制没药、川牛膝各 15 克，熟地黄、伸筋草各 30 克，甘草 6 克。每日 1 剂，分 2 次水煎服，2 周为 1 个疗程。加减：偏虚寒型加独活 12 克，制川乌 9 克，川羌 10 克，细辛 6 克；偏于肾亏虚者加杜仲 15 克，狗脊 15 克，川续断 12 克。（《河南中医》1994 年第 6 期）

◎ 当甘芍药汤：当归 25 克，炒白芍、木通、独活各 15 克，续断、千年键各 25 克，生黄芪 40 克，生甘草 7.5 克，蜈蚣 2 条，胆南星 7.5 克，附子 15 克，炙马钱子 3 克。水煎服，每日 1 剂，服药过程中部分患者腰腿痛加重，腿部肌肉有跳动感可继续用药，3～7 日这种反应可逐渐消退，30 剂为 1 个疗程。如未达到预期效果可续服中药，服药期间可适当活动，避免卧床休息。功效：温经散寒，通络活血，利湿，补气生血，化痰。注意：严重高血压、心脏病患者及孕妇忌服。（《辽宁中医杂志》1991 年第 10 期）

◎ 地龙舒腰汤：地龙 9 克，川芎 9 克，秦艽 9 克，赤芍 9 克，当归 9 克，威灵仙 9 克，川牛膝 9 克，麻黄 3 克，三七末（冲服）4 克，陈皮 6 克。水煎，每日 1 剂，分 2～3 次温服，14 剂为 1 个疗程。功效：祛风散寒，活血化瘀，通络止痛。

[加减] 下肢疼痛剧烈者，加制川乌 6 克，独活 9 克；兼有游走窜痛者加木瓜 6 克，防己 9 克；下肢麻木者加土鳖虫 9 克，蜈蚣 2 条；夜寐不安者加合欢皮 9 克，远志 9 克，茯苓 9 克；胃脘胀闷纳呆者加生山楂 9 克，佛手 9 克，鸡内金 9 克。（《山东中医杂志》1995 年第 5 期）

◎ 定痛和营汤：当归 9 克，赤芍 9 克，川芎 6 克，生地黄 9 克，朱砂 6 克，红花 3 克，三七 6 克，枳壳 6 克，大黄 6 克，制乳香 3 克，制没药 3 克，砂仁 4.5 克，琥珀 3 克，血竭 6 克，苏木 6 克，甘草 3 克，淮牛膝 9 克。适用于腰椎间盘突出症急性期。

[加减] 春季加泽泻 6 克，续断 9 克，甘草 3 克，酒水各半煎服；夏季加泽泻 9 克，麦冬 9 克，天冬 6 克，水煎服；秋季加黄芩 6 克，五味子 9 克，酒水各半煎服；冬季加补骨脂 9 克，续断 9 克，苏叶 6 克，水酒各半煎服。(《颈肩腰腿痛自我康复》)

◎ 灵仙三虫汤：杜仲、威灵仙各 20 克，丹参、续断各 15 克，乳香、没药、全蝎、牛膝、炮穿山甲（代）、土鳖虫各 10 克，蜈蚣 3 条，生甘草 7 克。每日 1 剂，水煎服，10 日为 1 个疗程。

[加减] 若夹风寒湿邪加细辛、独活、制川乌；体虚、慢性劳损及反复发病加当归、川芎、党参。(《安徽中医学院学报》1996 年第 4 期)

◎ 生白芍、丹参、鸡血藤各 20 克，生地黄 15 克，秦艽 12 克，桂枝、牛膝各 9 克，伸筋草、茯苓、泽泻各 12 克，香附 10 克，甘草 6 克。每日 1 剂，水煎服。功效：活血祛湿，通络止痛。(《辽宁中医杂志》1994 年第 12 期)

◎ 化瘀活络汤：牛膝 30 克，川续断 30 克，桃仁 15 克，全蝎 15 克，制乳香 10 克，制没药 10 克，白芍 30 ～ 60 克，伸筋草 10 克，威灵仙 10 克，鸡血藤 10 克，甘草 15 ～ 30 克。将药加水 500 毫升，煎至 300 毫升，每日 1 剂，分早、中、晚 3 次温服。

◎ 展筋丹：全蝎 60 克，炮穿山甲（代）60 克，地龙 60 克，制马钱子 60 克，蜈蚣 40 克，白芥子 40 克，蕲蛇 20 克组成。将药制成细粉，装入 "0" 号胶囊中，每次服 8 粒，每日分早、中、晚 3 次温水冲服。(《现代名中医骨科绝技》)

◎ 威灵仙 70 克，制马钱子 60 克，乳香、没药各 50 克，桃仁、红花、僵蚕各 45 克，全蝎、蜈蚣、土鳖虫各 40 克，苍术、甘草各 35 克，桂枝 30 克，麻黄 20 克，共研细末，分装胶囊 0.25 克 / 粒，每晚睡前 1 小时服 3 ～ 7 粒（从小量开始，逐渐增加，但服药量 1 次不能超过 7 粒），用黄酒加白开水适量送服。有心、肝、肾疾病及孕妇忌服。（《常见疼痛中医简便诊治》）

◎ 腰痛康复散：羌活、防风、秦艽、川续断、狗脊、海风藤、骨碎补、杜仲、红花、莱菔子、郁金、五灵脂、当归、白芍、鸡血藤、延胡索、淫羊藿、熟地黄各 400 克，桂枝、牛膝、川芎各 300 克，制马钱子、乳香、没药、三七、肉苁蓉各 250 克，血竭 200 克，桑寄生 350 克，威灵仙 500 克。研末，每次 5 ～ 10 克，每日 3 次，饭后 20 分钟黄酒送服。（《中医药学报》1995 年第 3 期）

◎ 化瘀舒筋汤：怀牛膝 40 克，伸筋草、续断各 30 克，白芍、独活各 30 ～ 60 克，土鳖虫、没药、秦艽、甘草各 15 克，血竭（研冲）2 克，木瓜 20 克。每日 1 剂，清水煎，分 2 次服，2 周为 1 个疗程。功效：补肝肾，强腰脊，化瘀通络。（《中医骨伤科辨病专方手册》）

◎ 加味郁金汤：郁金、穿山甲（代）、白芍、牛膝各 25 克，三棱、莪术、杜仲各 20 克，木香、僵蚕各 15 克。每日 1 剂，水煎，早、晚分服，15 日为 1 个疗程。功效：活血化瘀，舒筋通络，行气止痛。

[加减] 血瘀型加鸡血藤、赤芍、红花；寒湿型加附子、骨碎补；肝肾亏虚型加熟地黄、山茱萸。（《中医骨伤科辨病专方手册》）

◎ 腰痛汤：川芎、当归、赤芍、桃仁、红花、鸡血藤、乳香、没药、五灵脂、香附、茯苓、枳实、泽泻、郁金、制草乌各 1 克，三七粉（冲服）1.5 克。水煎服。每日 1 剂，日服 2 次。功效：理气散瘀，温经通络。（《中医杂志》1985 年第 7 期）

◎ 止痛散：乌梢蛇、土鳖虫、蜈蚣、全蝎、延胡索各 15 克，细辛 9 克。上药共研细末，储瓶备用。每次 3 ～ 5 克，每日 2 次，白酒或温开水送服。功效：化瘀，通络，止痛。主治：腰椎间盘突出症疼痛明显者。临床应用 20 余年，治验甚多，疗效显著，止痛有效率达 100%。[《临床验方集》（程爵棠方）]

◎ 腰突汤：麻黄 20 克，桂枝 30 克，乳香 50 克，没药 50 克，制马钱子 60 克，土鳖虫 40 克，蜈蚣 40 克，全蝎 40 克，僵蚕 45 克，红花 45 克，桃仁 45 克，威灵仙 30 克，苍术 35 克，生甘草 35 克。将上药共研极细末，装入胶囊，每粒重 0.25 克。每服 3 ～ 4 粒，于睡前 1 小时服药 1 次，以黄酒兑少量白开水送服。首周服用 3 ～ 4 粒 / 日，无明显反应，增加至 5 ～ 6 粒，最多不超过 7 粒。1 个月为 1 个疗程。如疗效不显著，可停药 5 日，继服下一个疗程。功效：活血化瘀，温经散寒，通络止痛。（《治验百病良方》）

◎ 回纳方：生白芍、丹参、鸡血藤各 20 克，生地黄 15 克，秦艽 12 克，桂枝、牛膝各 9 克，伸筋草、茯苓、泽泻各 12 克，香附 10 克，甘草 6 克。每日 1 剂，早、晚各 1 次，水煎服。服药前 5 日减少负重活动。（《辽宁中医杂志》1994 年第 12 期）

◎ 舒筋活血汤：青皮 6 克，荆芥 6 克，红花 6 克，枳壳 6 克，三七 6 克，羌活 9 克，防风 9 克，牛膝 9 克，杜仲 9 克，独活 9 克，当归尾 9 克，川续断 9 克，五加皮 9 克，乌药 9 克，延胡索 9 克，丹参 12 克，金毛狗脊 12 克。上药加水煎煮 2 次，取药汁混合，每日分 2 次饮服。适用于腰椎间盘突出症，属瘀血型腰痛及下肢疼痛麻木，酸胀，痛有定处。一般服 2 个月愈。（《中华中医骨伤科杂志》1988 年第 2 期）

■ 散寒除湿经验方治腰椎间盘突出症

◎ 麻黄 3 克，羌活、独活、秦艽、赤芍、牛膝、陈皮各 5 克，防风、防己、威灵仙、木瓜、地龙、鸡血藤、川芎各 9 克，三七末 2 克。每日 1 剂，水煎服。功效：疏风散寒，通络止痛。适用于腰椎间盘突出症急性期（风寒型）。（《中

医骨伤》1993 年第 4 期）

◎ 防风、独活、秦艽、赤芍、川芎、陈皮各 5 克，全当归、威灵仙、五加皮、牛膝、防己、桑寄生、续断、炒杜仲各 9 克。每日 1 剂，水煎服。功效：祛湿通络，养血活血。适用于腰椎间盘突出症缓解期。（《中医骨伤》1993 年第 4 期）

◎ 麻黄 3 克，秦艽、赤芍、当归、川芎、地龙、威灵仙、川牛膝各 9 克，三七末 4 克，陈皮 6 克。每日 1 剂，水煎服。功效：散寒通络，活血止痛。

［加减］下肢疼痛剧烈者加制川乌 6 克，独活 9 克；游走窜痛者加木瓜、防己各 9 克；下肢麻木者，加土鳖虫 9 克，蜈蚣 2 条；夜寐不安者加合欢皮、远志、茯苓各 9 克；胃脘胀闷纳呆者，加生山楂、佛手、鸡内金各 9 克。（《山东中医杂志》1995 年第 5 期）

◎ 熟附子 20 克，制川乌、制草乌各 12 克，麻黄 12 克，黄芪 60 克，白芍 30 克，甘草 15 克。每日 1 剂，水煎服。功效：散寒止痛通络。适用于腰椎间盘突出症急性发作期。（《河北中医》1992 年第 2 期）

◎ 熟附子 15 克，制川乌、制草乌各 9 克，黄芪 60 克，白芍 30 克，甘草 15 克，杜仲、川续断、枸杞子各 15 克，桑寄生 30 克，淫羊藿、当归各 12 克。每日 1 剂，水煎服。功效：温经益骨，养血和络。适用于肾阳虚经脉痹阻之腰椎间盘突出症（慢性迁延期）。（《河北中医》1992 年第 2 期）

◎ 增效乌头汤：制川乌 15～20 克，制草乌 15～20 克，熟附子（前三味先煎 1 小时）15～20 克，麻黄 15～20 克，当归 15～20 克，炙甘草 15～20 克，桂枝 30 克，黄芪 30 克，细辛 6 克，白芍 30 克，木瓜 30 克，红花 12 克，蜂蜜 30～50 毫升。水煎服，每日 1 剂，煎两次取汁 600 毫升，混合分 2～3 次温服。功效：温经散寒，通络止痛。

［加减］畏寒重，局部凉甚者加干姜 15～20 克；肢体拘急者加地龙

15～30克；肢体沉重、苔腻湿盛者加苍术 30 克，薏苡仁 30 克，茯苓 30 克；有化热征象，体温偏高，苔黄腻或血沉加快者加知母 20 克，黄柏 10～15 克，地骨皮 15 克。(《河北中医》1995 年第 1 期)

◎ 利湿祛瘀汤：苍白术 15 克，黄柏 15 克，川牛膝 15 克，防己 15 克，川萆薢 30 克，薏苡仁 30 克，丹参 15 克，泽兰 15 克，赤芍 15 克，枳壳 10 克，甘草 6 克。水煎内服，每日 1 剂，分 2 次服。功效：利湿消肿，活血祛瘀。

[加减] 腰痛重者加延胡索 10 克，田七末 3 克；下肢疼痛甚者加独活 12 克，威灵仙 12 克；湿热重者加络石藤 30 克，桑枝 30 克；若病程较长者酌加牛大力 30 克，千斤拔 30 克。

[注意] 治疗期间卧硬板床休息，勿劳累，避免剧烈运动及弯腰动作。(《河南中医药学刊》1998 年第 77 期)

◎ 独活寄生汤加味：独活 15 克，防风 9 克，细辛 6 克，秦艽 10 克，桑寄生 24 克，杜仲 15 克，牛膝 15 克，肉桂 9 克，当归 9 克，川芎 9 克，芍药 30 克，生地黄 18 克，茯苓 15 克，全蝎 10 克，蜈蚣 3 条。

[加减] ①气滞血瘀型：独活寄生汤加全虫 10 克，蜈蚣 3 条，姜黄 10 克，延胡索 15 克，泽兰 10 克，槟榔 12 克，枳壳 10 克。②风寒湿痹型：独活寄生汤加蜈蚣 3 条，全蝎 10 克，附片 30 克（先煎 2 小时）。③肾虚型：独活寄生汤加全虫 10 克，蜈蚣 3 条，肉苁蓉 10 克，菟丝子 15 克，狗脊 15 克，附片 30 克（开水先煎 2 小时）。④术后瘀阻型：独活寄生汤加全蝎 10 克，蜈蚣 3 条，泽兰 10 克，丹参 15 克，玄参 10 克。

[用法] 取蜈蚣 3 条，全蝎 10 克置瓦片上焙枯研细为末，兑入煎好的上述药汁中，3 次服完。(《云南中医杂志》1992 年第 5 期)

◎ 地乌灵活汤：生地黄 100 克，制川乌 9 克，威灵仙 9 克，蚕沙 15 克，秦艽 15 克，乌梢蛇 6 克，怀牛膝 9 克，豨莶草 15 克，五加皮 15 克，独活 9 克。每日 1 剂，20 日为 1 个疗程。功效：补肝益肾，祛风散寒。

[加减] 行痹加防风 10 克，桂枝 10 克；痛痹加细辛 15 克，乳香 9 克，没药 9 克；着痹加薏苡仁 15 克，茯苓 15 克。热痹加知母、黄柏各 9 克，白芍 15 克。病在上者酌加羌活 12 克，桑枝 30 克。病在下者酌加防己 15 克，木通 20 克。(《河南中医药学刊》1998 年第 77 期)

◎ 当归附片汤：当归 25 克，川续断 25 克，千年健 25 克，附片 15 克，炒白芍 15 克，木通 15 克，独活 15 克，生黄芪 40 克，生甘草 7.5 克，制天南星 7.5 克，蜈蚣 2 条，炙马钱子 3 克。水煎，每日 1 剂，分 2～3 次温服。30 剂为 1 个疗程。功效：温经活血，通络止痛。

[注意] 服药过程中部分患者腰腿痛加重，腿部肌肉有跳动感可续服药，3～7 日后反应逐渐消失。服药期间可适当活动，避免完全卧床休息，严重高血压、心脏病患者及孕妇忌服。(《辽宁中医杂志》1991 年第 10 期)

◎ 蠲痹通络汤：独活 10 克，秦艽 10 克，防己 10 克，五加皮 10 克，川芎 10 克，川草乌 10 克，威灵仙 15 克，川续断 15 克，桑寄生 20 克，川牛膝 20 克，细辛 3 克。上药加水 500 毫升，煎至 300 毫升，每日 1 剂，分早、中、晚 3 次温服，1 个月为 1 个疗程，一般服用 1～2 个疗程。(《现代名中医骨科绝技》)

◎ 加味阳和汤：熟地黄 30 克，鹿角霜、土鳖虫各 10 克，炮姜炭、肉桂各 6 克，麻黄 4 克，白芥子 8 克，黄芪 20 克，蜈蚣 1 条，生甘草 5 克。每日 1 剂，水煎服，症状体征控制后，5 日 1 剂。

[加减] 痛剧者加制乳香、制没药、地龙；腰痛者加威灵仙、牛膝、续断；腿痛甚者加木瓜、独活；偏于寒加附子，当归；偏于湿加薏苡仁、炒苍术、茯苓；肾虚加杜仲、桑寄生、狗脊。(《安徽中医学院学报》1994 年第 1 期)

■ 补气养血治血虚型腰椎间盘突出症

◎ 间盘扶正丸：红参 60 克，三七 30 克，红花 30 克，土鳖虫 20 克，血竭 8 克，麝香 2 克，乳香 150 克，没药 150 克。上药研末，炼蜜为丸，每丸重 9 克。每日 2 次，早、晚各 1 丸，1 个月为 1 个疗程。功效：益气活血，调通经脉。

◎ 归芪芍草汤：黄芪 20 克，白芍 30 克，当归、甘草、杜仲、炮山甲（代）、牛膝各 15 克，蕲蛇 1 条。每日 1 剂，1 碗半水加 1 碗半米酒煎成大半碗，复煎 1 次，早、晚分服。（《新中医》1994 年第 7 期）

■ 中药外敷治腰椎间盘突出症

◎ 当归、川椒、续断、防风、木瓜、羌活、红花、白芷、乳香、没药、透骨草、黄柏、茄根各 50 克。碾末，加白酒、盐各 100 克拌匀，分装 3 个袋蒸透，外敷患处，每日 1 ~ 2 小时，20 日为 1 个疗程。（《中医药学报》1995 年第 3 期）

◎ 川续断、红花、生大黄、山栀、乳香、没药、赤芍、白芷各 20 克，桃仁、芙蓉叶各 15 克，共研细末和匀备用。使用时取适量药末用 75% 酒精调成糊状，直接敷患处，2 ~ 3 日更换 1 次。（《中药外用治百病》）

◎ 伸筋草 20 克，透骨草 20 克，路路通 20 克，当归 20 克，红花 10 克，独活 15 克，白芷 15 克，乳香 10 克，没药 10 克，外敷用。将上药磨为粗粉，加适量白酒，以将上药浸潮润为度（约合二两），缝入方形纱布袋内，在锅内蒸 40 分钟，取出后热敷于腰椎患处。为防药冷，温度降低可在药上加盖暖水袋以保持温度稳定，时间长久则效果更佳。全方符合温经通络，舒筋活血，止痛的功能，经临床长期应用，效果甚佳。（《急诊中医良方》）

◎ 骨碎补 20 克，乳香、没药、杜仲各 12 克，麻黄、自然铜各 10 克，马钱子、

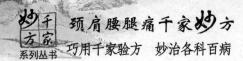

生草乌、生川乌各 6 克。上药炼制成膏备用。取适量敷贴患处，每日 1 次，10 日为 1 个疗程。

◎ 石楠藤 150 克，当归、狗脊各 120 克，骨碎补、桑寄生、透骨草、伸筋草、五加皮、丹参、牛膝、苍术、桂枝、木瓜各 100 克，寻骨风、千年健、威灵仙、羌活、秦艽、防风、红花各 50 克，制川乌、制草乌各 30 克。共研粗末，加米醋适量炒热，分装 2 个药袋，轮换热敷患处，冷后炒热再敷，每次 30 分钟，每日 3 ～ 4 次，每剂药可用 4 日。（《常见疼痛中医简便诊治》）

◎ 川乌、草乌、当归、川芎、红花、莪术、干姜、甘草、桑寄生、马钱子各 30 克。共置于 50% 酒精 1000 毫升中，密封浸泡 24 小时后，取药液涂于患处，然后以 1000W 白炽灯置离患部 50 厘米处，垂直照射烘烤 20 ～ 25 分钟，每日 1 次，12 次为 1 个疗程。（《常见疼痛中医简便诊治》）

◎ 穿山甲（代）6 克，海马 10 克，五灵脂 12 克，王不留行 12 克，木香 10 克。上药共研细末，用蛋清拌成膏，敷贴患处。功效：活血通络。

◎ 川续断、土鳖虫、木香、羌活、独活、松节、乳香、远志、木瓜、儿茶。上药等量，共研细末，用酒与醋 5：3 的比例调成糊状，敷于患处。每日 2 次，每次 10 分钟。

■ 热熨法治腰椎间盘突出症

◎ 红花、莪术、当归、川芎、川乌、草乌、马钱子、桑寄生、干姜、甘草各 30 克。用 50% 酒精 800 毫升均匀浸润上药，密封 24 小时后，再以渗漉法取药液 500 毫升备用。施治时先以药液涂在患处，取功率为 1000W 的白炽灯置 54 厘米处垂直照射 20 ～ 25 分钟，每日 1 次，12 ～ 18 次为 1 个疗程。疗程间隔 1 ～ 2 周。

◎ 纯生铁末 500 克，食盐水 60 ～ 70 毫升。上述药物混匀浸泡后装入布袋，以棉垫或毛巾包好已发热的药袋敷熨患处，每次 15 ～ 30 分钟，每日 1 次，12 ～ 15 次为 1 个疗程。适用于肾虚型及风寒痹阻型腰椎间盘突出症。(《当代中药外治临床大全》)

■ 中药熏蒸治腰椎间盘突出症

◎ 羌活、独活、威灵仙、伸筋草、透骨草、桑寄生、赤芍、川芎、红花各 30 克，川草乌 24 克，苏木 15 克，络石藤 30 克，土鳖虫 24 克，川续断 30 克，肉桂 24 克。水煎熏蒸腰部，每次 40 分钟，每日 1 次。功效：疏风胜湿，活血通络止痛。(《中医外治杂志》1995 年第 2 期)

◎ 苏木两活方：苏木 50 克，羌活 30 克，独活 30 克，威灵仙 30 克，伸筋草 30 克，透骨草 30 克，桑寄生 30 克，赤芍 30 克，川芎 30 克，红花 30 克，络石藤 30 克，川续断 30 克，川乌 24 克，草乌 24 克，土鳖虫 24 克，肉桂 24 克。上药纱布包好放入熏蒸牵引两用床电热锅内，加热 50 ～ 70℃（随患者耐受度而调节），嘱患者仰卧于床上，令暴露的腰部覆于电热锅上口，用牵引带束于胸部经两腋前向上固定于床头，另一牵引带固定骨盆处，通过牵引器向下持续牵引，牵引重量为 35 ～ 50 千克，时间 40 分钟，治疗后卧床休息 20 分钟，每日 1 次，6 次为 1 个疗程。功效：温经散寒，祛风除湿，活血通络，强筋壮骨。(《中医外治杂志》1955 年第 2 期)

◎ 红花、透骨草、刘寄奴、土鳖虫、秦艽、萆薢、川芎、艾叶各 10 克。上述药物加水置于功率 700W 的电炉上加温，并将其放在治疗床下，相距治疗洞口（直径 25 厘米）20 ～ 50 厘米。患者卧于治疗床上接受蒸气熏蒸，每次 30 分钟，每日 1 次，6 次为 1 个疗程。主治各型腰椎间盘突出症。(《当代中药外治临床大全》)

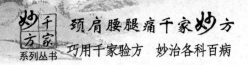

■ 中药熏洗治腰椎间盘突出症

◎ 舒筋定痛汤：伸筋草 15 克，透骨草 15 克，五加皮 15 克，三棱 12 克，莪术 12 克，海桐皮 12 克，牛膝 10 克，木瓜 10 克，红花 10 克，苏木 10 克。上药加水 2000 毫升煎煮，去渣，加入少量白酒趁热熏洗患处。每日 2 次，每次 10 分钟左右。

◎ 粮食白酒 500 毫升，草红花 25 克，浸泡 10 小时后用以擦洗患部，每次 10 分钟左右，每日数次。

■ 药酒外擦治腰椎间盘突出症

◎ 熟附子、巴戟天、肉苁蓉、乌梢蛇、川椒各 15 克，熟地黄、桂枝、陈皮各 12 克，蜈蚣 4 条。上药用黄酒浸泡 2 个月左右备用。每日 1 次，用棉球擦腰腿部，每次 10～15 分钟，以局部擦红为度。

■ 腰带法治腰椎间盘突出症

◎ 藁本、续断、苏木各 30 克，防风、白芷、附子、川乌、草乌各 20 克，金毛狗脊、独活各 45 克。上述药物共研细末，用稀棉布制成棉布带，将药粉铺在其中，日夜围在腰部。功效：补肾壮腰，散寒止痛。适用于肾虚型及风寒痹阻型腰椎间盘突出症。

■ 局部浸浴治腰椎间盘突出症

◎ 老鹳草 30 克，鹿衔草 30 克，透骨草 30 克，伸筋草 30 克，食盐 10 克。水煎，局部浸浴，每日 1 次。

◎ 皂荚 100 克，生姜 100 克。酒浸，擦浴局部，每日 1 次。

■ 盐疗治腰椎间盘突出症

◎ 先在浴缸中放入适量温水，水中撒上一小撮盐，浸湿全身后开始施治。用一把盐在腰痛部位进行仔细按摩，约 3 分钟；再用盐擦一遍全身，然后用盐再擦腰部并按摩；最后用清水将全身洗净。每次约 10 ～ 20 分钟。

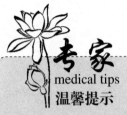

专家
medical tips
温馨提示

急性期及进行牵引、推拿治疗后应卧硬板床休息，避免受凉，平时要束宽腰带或围护腰保护腰部。疼痛缓解后，进行腰背肌锻炼对本病的恢复十分有益，应坚持锻炼，以增强腰力，巩固疗效。从事重体力劳动及腰部剧烈运动者，应加强腰部保护，纠正不良的劳动姿势，并尽量避免长时间弯腰工作，需长时间弯腰工作的劳动者，最好更换工种，以免引起腰椎间盘突出症加重或复发。

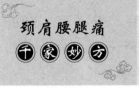

颈肩腰腿痛
千家妙方

强直性脊柱炎

强直性脊柱炎，过去称为中枢型类风湿关节炎，是一种起始于骶髂关节，并逐渐向上缓慢侵袭脊柱的慢性进行性炎症疾病，包括骶髂关节、关节突关节、肋椎关节及周围组织的侵袭性炎症。至晚期，各关节发生骨性融合，韧带骨化，最终形成脊柱骨性强直畸形状态，属中医学"骨痹""腰腿痛""龟背"范畴。

本病好发于青壮年男性，北方比南方多见。病因不明，可能与遗传因素和自身免疫有关，损伤和感染只是诱发因素。中医学认为，病因是由于禀赋不足，肾气不充，素体虚弱，容易受风寒湿热等外邪侵袭，痹阻督脉；或外伤损及腰背，瘀血阻络，气血运行不畅，内外致病因素互为因果，久之耗伤气血，筋骨失养而患骨痹，腰脊僵硬疼痛。

■ 虫类药物验方

◎ 蚂蚁：研细末，每次 5 克，每日 3 次，吞服或装胶囊服，1 个月为 1 个疗程。

◎ 蜈蚣：研细末，每次 1～2 条，每日 2 次，吞服或装胶囊服，15 日为 1 个疗程。

■ 散寒除湿治风寒湿阻型腰背痛

强直性脊柱炎风寒湿阻型主要表现为：背腰拘急疼痛，或连髋股，或引膝胫，或见寒热，腰背觉冷，遇寒则重，得温痛减，脉浮紧，苔薄白。下列经验方可供选用。

◎ 独活、川芎、芍药、牛膝、防风、制川乌、制草乌、荆芥各 10 克，秦艽、当归、茯苓、杜仲、党参、黄芪、续断各 12 克，细辛 6 克，肉桂 3 克。水煎服，每日 1 剂。功效：祛风散寒除湿。适用于风寒湿邪外袭所致的强直性脊柱炎。

◎ 散痹汤：青风藤 40 克，生麻黄 10 克，桂枝 10 克，生姜 10 克，制附子（先煎）24 克，生石膏 18 克，木通 6 克，甘草 6 克。水煎，每日 1 剂，分 2～3 次温服。30 剂为 1 个疗程，2 个疗程间隔 2 日。功效：祛风壮阳，活络强筋。

[加减] 若寒盛重用附子，加细辛；若热盛减附子、桂枝，加知母、黄柏；

若风盛加蜈蚣、葛根；若湿盛加薏苡仁、土茯苓；若挟瘀血加土鳖虫、水蛭；若痛甚加刘寄奴。(《陕西中医》1990 年第 3 期)

◎ 麻藤石甘汤：炙麻黄 5 克，雷公藤（先煎）5～9 克，忍冬藤 30 克，海风藤 15 克，生石膏 30～60 克，生甘草 10 克，白芥子 10 克，蜈蚣 3 条，全蝎 3 克，淫羊藿 20 克组成。加水 500 毫升，煎至 300 毫升，每日 1 剂，分早、中、晚 3 次温服。1 个月为 1 个疗程。配以按摩、练功等活动。(《现代名中医骨科绝技》)

◎ 舒督通痹汤：麻黄 10 克，桂枝 10 克，当归 15 克，赤芍 15 克，木瓜 15 克，伸筋草 15 克，青风藤 15 克，乌蛇 15 克，杜仲 15 克，五加皮 15 克，独活 10 克，甘草 10 克组成。加水 500 毫升，煎至 300 毫升，每日 1 剂，分早、中、晚 3 次温服，3 个月为 1 个疗程，一般服用 2～3 个疗程。(《现代名中医骨科绝技》)

◎ 雷公藤合独活寄生汤：雷公藤 12～25 克，牛膝、独活、川芎、桂枝、淫羊藿、防己各 10 克，杜仲、桑寄生各 12 克，鸡血藤、熟地黄各 15 克，薏苡仁 20 克。每日 1 剂，水煎服，重症酌用非甾体抗炎药。治疗 3～4 周。(《南京中医药大学学报》1998 年第 5 期)

■ 温肾通络治强直性脊柱炎

肾精亏虚，背腰部及腿部疼痛以酸软为主，喜温喜按，腰膝无力，遇劳加重。伴阳虚则畏寒肢冷，遇冷加重，得温则舒，面色白，手足不温。治疗我选用下列验方。

◎ 乌头桂枝汤：制川乌 4.5 克，桂枝、生姜、白芍各 9 克，炙甘草 6 克，大枣 7 枚。酌加防己、萆薢、薏苡仁、土茯苓、威灵仙等。每日 1 剂，水煎服。功效：温补肾阳，佐以活血祛风止痛。适用于肾阳虚所致的强直性脊柱炎。(《国医论坛》1996 年第 2 期)

◎ 温肾通督汤：川续断15克，金狗脊40克，淫羊藿10克，炒杜仲15克，鹿角霜10克，制附片12克，桂枝10克，骨碎补10～20克，生、熟地黄各12克，赤芍、白芍各10克，生薏苡仁30克，伸筋草30克，白僵蚕12克，土鳖虫10克，知母15克，麻黄3～9克，羌活、独活各10克，草乌9克，防风10克，牛膝18克。水煎服，每日1剂。功效：补肾强督，温经散寒，活血化瘀。适用于肾虚督寒型强直性脊柱炎。(《实用中医风湿病学》)

◎ 肾痹汤：熟地黄20克，何首乌20克，淫羊藿20克，桑寄生20克，川续断20克，丹参20克，杜仲15克，地龙15克，川芎12克，红花12克，菝葜30克，白毛狗脊30克。水煎服，每日1剂，分2次服。3周为1个疗程，疗程间隔1周。若舌红少苔脉数者加元参、生地黄；遇冷加重者加制附片、桂枝；关节肿痛者加木瓜、牛膝；肩、颈项部疼痛加羌活、葛根、威灵仙。治疗期间停用其他药物（原服抗风湿类药物者，逐渐减量，1～2周减完），在疼痛能耐受情况下，指导患者进行功能锻炼。功效：益肾养血，祛邪化瘀。(《中医正骨》1992年第4期)

◎ 补肾强督治赢汤：熟地黄15～20克，淫羊藿9～12克，狗脊30～45克，制附片9～12克，鹿角胶（烊化）10克，川续断12～20克，骨碎补15～20克，羌活10克，独活10克，桂枝12～20克，赤芍12克，白芍12克，知母12～25克，土鳖虫6～9克，防风12克，麻黄3～9克，干姜6～9克，牛膝12～18克，炙穿山甲6～9克，炙草乌5～9克组成。上药加水500毫升，煎至300毫升，每日1剂，分早、中、晚3次温服。(《现代名中医骨科绝技》)

◎ 补肾强督汤加减：川续断15克，金毛狗脊40克，淫羊藿10克，炒杜仲15克，鹿角霜（或胶10克），制附片12克，桂枝10克，骨碎补10克，薏苡仁粉30克，伸筋草30克，白僵蚕12克，土鳖虫10克，知母15克，麻黄花3～9

克，干姜 6 ～ 9 克，羌活、独活各 10 克，草乌 9 克，牛膝 10 克。水煎内服，每日 1 剂。功效：补肾强督，温经散寒，活血化瘀。本药适用于强直性脊柱炎中期腰脊变形者。（《中医骨伤辨病专方》）

◎ 补肾祛寒活络汤：狗脊、元参、白芍各 10 份，熟地黄 7 份，陈皮、羌活、白术、枸杞子、桂枝、牛膝各 4 份，当归、炙穿山甲（代）各 3 份。若虚寒兼标热，去桂枝、熟地黄，加金银花、生地黄、地骨皮、桑枝；血瘀加红花、桃仁。每日 1 剂，水煎空腹服，服 15 ～ 30 剂。适用于早期强直性脊柱炎。（《新中医》1995 年第 11 期）

■ 滋补肾阴治强直性脊柱炎

◎ 芍药甘草汤加减：白芍 20 克，生地黄 30 克，甘草、乳香、没药、蜂房、五味子、川续断、独活各 9 克，麦冬、丹参、木瓜、桑寄生各 15 克。水煎服，每日 1 剂。功效：滋补肾阴，佐以活血祛风止痛。适用于肾阴虚所致的强直性脊柱炎。症见背腰部及腿部疼痛以酸软为主，喜温喜按，腰膝无力，遇劳加重；伴心烦失眠，手足心热，足跟疼痛等。

■ 肝肾双补治强直性脊柱炎

◎ 双骨二活汤：骨碎补 20 克，补骨脂 10 克，羌活、独活各 10 克，生、熟地黄各 12 克，赤芍、白芍各 10 克，白蒺藜、山茱萸、乌蛇各 10 克，蜈蚣 3 条，炙穿山甲 9 克，威灵仙 12 克，桂枝 12 克，络石藤、鸡血藤各 30 克，寻骨风 10 克，松节 15 克，川续断 18 克，制附片 10 克，伸筋草 30 克，土鳖虫 9 克，炒黄柏 10 克，红花 10 克。每日 1 剂，水煎服。功效：滋补肝肾，壮骨荣筋。适用于肝肾两虚型强直性脊柱炎。（《实用中医风湿病学》）

◎ 强脊 3 号方：黄芪 30 克，川牛膝 24 克，续断 15 克，补骨脂 18 克，独活 20 克，赤芍 20 克，白芍 20 克，桂枝 10 克，花椒 10 克，狗脊 30 克，土鳖虫 12 克，水蛭 6 克，红花 12 克，杜仲 15 克，龟甲胶 10 克，鹿角胶 10 克。水煎服，每日 1 剂。适用于强直性脊柱炎属肝肾亏虚型。多见于晚期患者，症见关节疼痛，僵硬强直，拘挛变形，难以屈伸，行动困难，肌肉消瘦，腰膝酸软，怕风、怕冷，舌淡苔白。脉细弱。（张鹤鸣方）

■ 活血祛瘀治强直性脊柱炎

◎ 活络效灵丹加减：丹参 30 克，当归 15 克，乳香、没药、全蝎、露蜂房、土鳖虫、桂枝、独活、炙甘草各 9 克，地龙、熟地黄各 12 克，细辛 3 克。水煎服，每日 1 剂。功效：活血祛瘀，佐以温通祛风止痛。适用于瘀血阻滞所致的强直性脊柱炎，表现为背、腰及腿部疼痛，疼痛拒按或刺痛，夜间加剧，脉涩。

◎ 强直舒：全蝎 9 克，蜈蚣 9 克，甘草 9 克，桂枝 10 克，细辛 10 克，当归 12 克，杜仲 12 克，仙茅 12 克，骨碎补 12 克，枸杞子 10 克，红花 12 克，防己 10 克，生川乌（先煎 1 小时）12 克，海风藤 15 克，秦艽 15 克，丹参 15 克，青风藤 20 克，黄芪 60 克。水煎，每日 1 剂，分 2～3 次服，10 日为 1 个疗程，一般需 3～4 个疗程。早期配以吲哚美辛、阿司匹林之类药物服用（7～10 日）。功效：补肝肾，强筋骨，祛风湿，蠲痹痛。（《陕西中医》1993 年第 5 期）

■ 清热通络治强直性脊柱炎

湿热浸淫型脊柱炎，表现为背、腰及腿部疼痛，口干不欲饮，恶热，舌红、苔黄腻，脉濡数。治宜清热祛湿，通络止痛。下列验方可供选用。

◎ 肾痹汤：生地黄 20～90 克，白芍、赤芍、川续断、王不留行各 15 克，黄芪、蒲公英、葛根、独活各 20 克，金银花、土茯苓各 30 克，红花 10 克。
每日 1 剂，水煎服，用 3 个月。若痛剧酌加地丁、板蓝根；下肢浮肿或关节积
液酌加车前草、薏苡仁；形寒肢冷加桂枝；小关节肿痛加贝母、威灵仙；关节
明显肿胀畸形加杜仲、淫羊藿、骨碎补；疼痛顽固、久治不愈酌加蜈蚣、全蝎。
（《南京中医药大学学报》1997 年第 3 期）

　　◎ 补肾清热治尪汤：生地黄 18 克，川续断 15 克，地骨皮 12 克，骨碎补 18 克，
秦艽 20 克，赤芍 12 克，知母 12 克，炒黄柏 12 克，忍冬藤 30 克，威灵仙 15 克，
羌活、独活各 9 克，土鳖虫 9 克，蚕沙 10 克，制乳香、制没药各 6 克。水煎内服，
每日 1 剂。功效：益肾壮督，清热活络。现代药理研究证实治类风湿药具有消炎、
镇痛作用。本方较适用于本病的早期。（《中医骨伤辨病专方》）

　　◎ 骨痹汤：生地黄 30 克，葛根 30 克，金银花 30 克，土茯苓 30 克，川
牛膝 20 克，独活 20 克，威灵仙 15 克，王不留行 15 克，川芎 15 克，红花 15 克，
川续断 15 克。加水 500 毫升，煎至 300 毫升，每日 1 剂，分早、晚 2 次温服。
（《现代名中医骨科绝技》）

　　◎ 生地黄 18 克，川续断 15 克，地骨皮 12 克，骨碎补 18 克，秦艽 20 克，
赤芍 12 克，知母 12 克，炒黄柏 12 克，忍冬藤 30 克，威灵仙 15 克，羌活、
独活各 9 克，土鳖虫 9 克，蚕沙 10 克，络石藤 30 克，透骨草 20 克，红花 10 克，
制乳香、制没药各 6 克。水煎。功效：益肾壮督，清热活络。适用于郁久化热
型强直性脊柱炎。（《实用中医风湿病学》）

　　◎ 鸡血藤、桑寄生、威灵仙、续断、枸杞子、茯苓、金银花各 30 克，丹参、
狗脊、连翘各 20 克，制附子 15～20 克，赤芍、白术、菟丝子各 15 克，桂枝、
红花各 10 克，木香 6 克。兼髋、膝疼痛加独活、牛膝；有热去附子、威灵仙，
加生石膏。水煎服。（《常见疼痛中医简便诊治》）

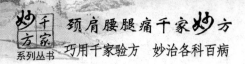

◎ 四妙丸加减：黄柏、苍术、牛膝、秦艽、白附子、防己、独活、川续断、蜂房、姜黄各9克，薏苡仁、鸡血藤各30克，桑寄生20克，徐长卿15克，蜣螂虫3克。水煎服，每日1剂。功效：清热利湿，佐以祛风止痛。适用于湿热浸淫所致的强直性脊柱炎。

■ 化痰散结治强直性脊柱炎

◎ 黄芪昆藻汤：生黄芪60克，枸杞子30克，露蜂房10克，海藻9克，昆布9克，炒牛蒡子9克，当归12克，葛根12克，白芥子6克，穿山甲片（代）6克，桂枝6克，血竭3克。水煎，每日1剂，分早、晚2次服用，30剂为1个疗程，连服2个疗程。同时用外治方（川椒目、海藻、鸡血藤、制金毛狗脊各30克，羌活、独活、制半夏、昆布、木瓜、桂枝各15克，胆南星9克，制川乌、草乌各5克）纱布包之，用水3000毫升，煎20分钟，倒入浴缸温水中浸泡，水量以能浸泡整个人体为度，每次浸泡30分钟，每周2次。每料中药可用3次，无不良反应者，可连用16次。平时嘱患者每日做脊柱的伸、屈、按摩转动练习，夜卧板床。功效：扶正化痰，软坚散结。适用于腰背疼痛，腰板僵硬，甚或病变部位完全强直，疼痛消失，但严重畸形。（《上海中医药杂志》1991年第9期）

◎ 扶正化痰内治方：露蜂房10克，白芥子9克，穿山甲（代）9克，桂枝9克，海藻9克，昆布9克，炒牛蒡子9克，生黄芪60克，当归12克，葛根12克，血竭3克，枸杞子30克。加水500毫升，煎至300毫升，每日1剂，分早、晚2次温服，一般以30剂为1个疗程，连用2个疗程。

◎ 扶正化痰外治方：川椒目30克，制金毛狗脊30克，海藻3克，鸡血藤30克，独活15克，羌活15克，制半夏15克，昆布15克，木瓜15克，桂枝 15 克，制川乌 5 克，制草乌 5 克，胆南星 9 克。用纱布包之，用水 3000 毫升，煎 20 分钟，倒入浴缸温水中，水量以能够浸泡整个人体为度。每次浸浴半小时。每周 2 次。每付中药可用 3 次。无不良反应者，可连续浸浴 16 次。(《现代名中医骨科绝技》)

■ 青娥益损汤治强直性脊柱炎

◎ 生黄芪、党参、当归、杜仲、牛膝、海桐皮各 30 克，狗脊 100 克，姜黄、炒苍术各 20 克，生天南星 15 克。每日 1 剂，水煎服，1 个月为 1 个疗程。若虚寒加桂枝、制附子；湿热加黄柏。(《辽宁中医杂志》1998 年第 10 期)

■ 热熨敷治强直性脊柱炎

◎ 吴茱萸 90 克，花椒 60 克，肉桂、葱头各 30 克。共炒热用布包裹，趁热反复熨敷腰背部，每次 30 分钟，每日 1 ～ 2 次。

◎ 干姜 60 克，干辣椒 30 克，木瓜 25 克，乌头 20 克；或川芎、木瓜各 12 克，川乌、草乌、茅术、当归、牛膝、香附各 10 克，独活、郁金、鸡血藤各 6 克，细辛 3 克。水煎先用热气熏患部，然后用毛巾浸湿趁热敷患部，早、晚各 1 次，5 ～ 10 次为 1 个疗程。

◎ 山柰、羌活、独活、川芎、白芷、徐长卿、青木香、苏木、桂枝、当归、制乳香、制没药、细辛各 15 克，冰片 5 克。将上药共研为末，与淘净的细砂 30 克拌匀，装入布袋内，放锅内隔水蒸 30 分钟取出，叠在另一未蒸的药袋上，放于疼痛处，留置 30 分钟。每日 1 次，10 次为 1 个疗程。

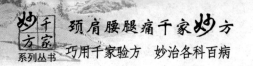

■ 药液涂擦治强直性脊柱炎

◎ 生川乌、生草乌、生天南星、生半夏、松节各30克。共研细末，用酒浸外搽患部，每日1～2次。

◎ 川乌、草乌、乌梅、乌梢蛇各15克。共置500毫升白酒内浸泡7日后，用棉花蘸药酒涂擦患部，擦至有热感为度，每日2～3次。

◎ 生乌头30克，乳香5克。共研细末，加蓖麻油30毫升，猪油适量调和成膏，烘热涂擦患部，以掌心摩擦至发热为度，每日1～2次。

■ 敷贴法治强直性脊柱炎

◎ 苍术12克，黄柏、羌活各15克，龙胆草6克，防己20克，桂枝、白芷各10克，神曲适量。将上述诸药共研为末，装瓶备用，用时取药末，加烧酒少许制成药饼，敷贴于患处，盖以纱布，胶布固定。每日1次，10次为1个疗程。

◎ 姜黄、乳香、没药各15克，羌活12克，干姜10克，栀子9克。将上述诸药共研为末，用醋调制成65%软膏外敷于患处。每日1次，10次为1个疗程。

■ 熏洗法治强直性脊柱炎

◎ 伸筋草20克，透骨草、千年健、荆芥各15克，苏木、川芎、威灵仙、桃仁、路路通各12克。将上述诸药用水煎煮，取药液去残渣，先熏后洗患处。每日1～2次，每次10～15分钟，20次为1个疗程。

◎ 川椒目、海藻、鸡血藤各30克，羌活、独活、制半夏、昆布、木瓜、桂枝各15克，制川乌、制草乌各5克。用法：上药纱布包之，用水3毫升，煎20分钟，倒入浴缸温水中，水量以能浸泡整个人体为度。每次浸浴半小时，每周 2 次。功效：温通经络，化瘀止痛。主治：早、中期强直性脊柱炎腰背疼痛，活动受限者。

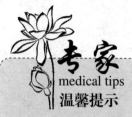

medical tips

温馨提示

　　　避免长时间弯腰工作，除急性发作期需卧床休息外，可从事一些轻松工作，但不要从事弯腰工作，以防驼背畸形。平时可在医生的指导下，使用各种外用固定器，以保持脊柱及四肢各关节的生理姿势和功能。慎起居，适寒温，节房事，注意防寒、防潮，衣着应温暖，不要在寒冷潮湿的环境睡卧，汗出勿当风，活动出汗后不可趁热汗冷水淋浴或入冷水洗浴避免风寒湿邪侵袭。积极防治各种感染性疾病，如感冒、结肠炎、泌尿生殖系统感染及局部化脓性感染，以防诱发本病。

第四章

下肢病证

坐骨神经痛

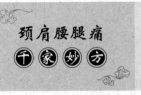

坐骨神经痛是指组成坐骨神经的神经根（腰$_4$～骶$_3$）、神经丛或神经干本身受各种病因引起坐骨神经原发性或继发性损害，产生的一种沿坐骨神经通路及其分布区内发生疼痛的临床综合征。疼痛自臀部沿大腿后面、小腿后外侧及足外侧放散，以男性青壮年多见，发病率高，多为单侧性，呈急性或亚急性发病，少数为慢性发病，病程可长达数十年。

中医无坐骨神经痛病名，根据临床表现，大抵属中医"腰腿痛"及"痹证"之"筋痹"范畴。发病是由于肝肾不足、气血虚弱、腠理不密，风寒湿热乘虚侵袭，邪客经络，经气不通，气血凝滞，运行不畅或跌仆外伤致气滞血瘀，不通则痛。临床常见寒湿阻络、湿热伤络、痰瘀阻络、肝肾两虚等证候类型。

■ 单味中药治坐骨神经痛

◎ 皂角刺：重用皂角刺 10～30 克不等，水煎分 2 次温服，连用 3～7 日。据报道，有较好的抑制坐骨神经痛的作用。也可用皂角刺醋煎涂患处，每日 2～3 次，也有较好的止痛作用。（《江西中医药》1998 年第 4 期）

◎ 马钱子：将炙马钱子研为细末，每次 0.5 ～ 1 克，每日 1 ～ 2 次冲服，对坐骨神经的疼痛及下肢的痿软无力均有较好的治疗作用。(《新中医》1995 年第 1 期)

◎ 豨莶草：用豨莶草 15 ～ 30 克，水煎分 2 次温服，连用 7 ～ 10 日。豨莶草有祛风湿，通经络，止痹痛的功效。(《浙江中医杂志》1988 年第 8 期)

◎ 细辛：根据患者病情程度、疾病性质、体质强弱用细辛 9 ～ 30 克不等，水煎分 2 次温服，连用 3 ～ 7 日，对坐骨神经痛有较好的止痛作用。(《甘肃中医》1997 年第 1 期)

◎ 云南白药：每次 1.5 ～ 3 克，每日 2 次，冲服，连服 10 ～ 15 日。(《四川中医》1989 年第 11 期)

■ 祛风除湿治坐骨神经痛

◎ 祛风活血定痛汤：羌活、独活各 5 克，防风 15 克，防己、当归、川芎各 10 克，细辛 2 克，桂枝 5 克，乳香、没药各 6 克，炙粟壳、鹿角片各 10 克，淫羊藿 15 克，全蝎 5 克。

[加减] 局部皮肤冷加附子 5 ～ 10 克，下肢屈伸不利加宣木瓜 10 克；腰痛加桑寄生、牛膝各 10 克；病久兼小腿、脚趾发麻加白芥子 10 克；素体阴虚者，酌减辛温药品，加白芍 10 ～ 15 克。每日 1 剂，2 次煎服，15 剂为 1 个疗程。

◎ 风湿散：独活 20 克，木瓜 20 克，威灵仙 20 克，鸡矢藤 20 克，川牛膝 20 克，骨碎补 20 克，全蝎 4 克，川乌 4 克，桂枝 10 克，当归 10 克，党参 15 克，黄芪 15 克，川芎 15 克，芍药 15 克。上药加水煎熬，早、晚各服 1 次，每次 200 毫升，每剂 2 日，10 日为 1 个疗程，一般 1 ～ 2 个疗程即可。功效：补气活血，散寒除湿，通络止痛。(《湖北中医杂志》1996 年第 12 期)

◎ 白芍30～60克，附子10～20克，细辛6～12克，大黄、甘草各6～10克。兼血瘀加丹参、田七；筋脉拘急加薏苡仁、木瓜；湿重加苍术、薏苡仁；风盛加防风；血虚加当归、熟地黄；气虚加黄芪、党参；肝肾虚加杜仲、牛膝，水煎服。

◎ 牛膝30～50克，苍术20克，黄柏10克。每日1剂，水煎，分2次服。服药3～5剂即疼止症减。

◎ 麻黄20～30克，薏苡仁20～30克，党参15克，木通15克，甘草15克。每日1剂水煎，分2次服。

◎ 老鹳草、海桐皮、豨莶草、薏苡仁各30克，苍术、黄柏、牛膝各15克。水煎服。

◎ 灵仙木瓜汤：威灵仙15克，木瓜12克，白术12克，川续断12克，当归12克，羌活9克，香附9克，桂枝9克，牛膝9克，干姜6克，三七粉（冲服）5克。水煎服，每日1剂，饭后服。功效：驱风散寒燥湿，活血化瘀。适用于因跌打闪挫或风寒湿邪侵袭及长期坐位姿势所引起的干性坐骨神经痛。

[注意] 由神经组织肿瘤、根性压迫骶丛病变及软组织肿瘤压迫、妊娠压迫性坐骨神经造成的坐骨神经痛不属本方的适应证。（《中医杂志》1985年第12期）

◎ 蜂房10克，黄柏10克，麻黄10克，川椒10克，桑寄生18克，茶叶适量。上药每日服1剂，每剂煎2次，分2次饭前1小时温服半碗(约300毫升)。症轻程短者，多试屡验。注意：煎药前浸泡半小时，忌生冷饮食。

◎ 加减宣痹汤：防己15克，杏仁15克，，连翘12克，栀子9克，赤小豆9克，薏苡仁24克，地龙18克，黄柏10克，木瓜20克，三七粉（冲服）7克。水煎，每日1剂，分3次温服，10剂为1个疗程。功效：清热利湿，通络宣痹。

[加减] 腰痛甚者加川续断、桑寄生、秦艽；风胜者加防风、五加皮；病程长，瘀血较重者加三棱、莪术、五灵脂，或稍许加大三七粉用量；剧痛难忍者加乳香、没药、海桐皮等。（《湖北中医杂志》1993 年第 3 期）

◎ 逐痹汤：独活 15 克，细辛 15 克，制川乌 8～10 克，牛膝 15 克，木瓜 15～30 克，防风 10～15 克，甘草 5 克。水煎服，每日 1 剂。功效：散寒止痛，祛风除湿。

[加减] 寒甚加桂枝 10 克，细辛用最大量 15 克；湿重加薏苡仁 30 克，防己 15 克；风邪重加秦艽 12 克；化热者制川乌 8 克，细辛用最小量 8 克，加白芍 30 克，海风藤 30 克；兼有气虚加黄芪 15 克；兼血瘀加丹参 15 克，延胡索 15 克；兼阳虚加肉桂 4 克，冲服。（《福建中医药》1994 年第 4 期）

◎ 坐骨神经痛 1 号方：川牛膝 60～120 克，黄柏 9～12 克，生薏苡仁 30～40 克，川芎 10～12 克，木瓜 12～18 克，细辛 4～6 克，苍术 10～15 克，独活 10～15 克，土鳖虫 10～15 克，桑寄生 30 克，淫羊藿 30 克，鸡血藤 30 克，伸筋草 30 克。每日 1 剂，水煎 2 次或制成合剂取药液 400～500 毫升，晚饭及睡前 2 次温服。功效：补肾强骨，祛风散寒，活血通络。

[加减] 痛剧加乳香、没药；气虚加黄芪；血虚加当归、白芍；肾阳虚加续断、狗脊、杜仲；肾阴虚加生地黄、熟地黄；湿热重加黄柏、薏苡仁。（《百病奇效良方妙法精选》）

◎ 威灵仙 15 克，当归、续断、羌活、木瓜、白术各 12 克，香附、桂枝、牛膝各 9 克，干姜 6 克，三七粉（分冲）5 克，水煎服。（郭景周验方）

■ 温经通络治坐骨神经痛

◎ 温经止痛汤：独活 9 克，葛根 24 克，芍药 15 克，桂枝 9 克，炙麻黄 9 克，甘草 3 克，大枣 5 枚。水煎服，每日 1 剂，分早、晚 2 次服用。功效：祛风，散寒，止痛。适用于原发性坐骨神经痛，坐骨神经炎。（《山西中医》1996 年第 3 期）

◎ 乌头桂枝散：生川乌 30 克，生草乌 30 克，桂枝 15 克。上三味共为细末，入食盐 125 克，炒至盐变成深黄色时，加少量白酒，立即用布包熨压痛点，或沿坐骨神经分布区熨治，每日 2～3 次，每次 10～15 分钟。10 日为 1 个疗程。功效：祛风散寒除湿。（《四川中医》1993 年第 10 期）

◎ 通经行痹汤：桂枝 10 克，白芍 30 克，炙甘草 8 克，生姜 7 克，威灵仙 10 克，独活 8 克，徐长卿 20 克，牛膝 10 克，苏木 15 克，大枣 15 克。清水煎服，每日 1 剂，5 日为 1 个疗程。可连服 2～3 个疗程。（林沛汀验方）

◎ 桂枝 12 克，白芍 30 克，丹参 30 克，制川乌 9 克，炙甘草 9 克，制乳香 9 克，制没药 9 克，牛膝 9 克，木瓜 9 克，桃仁 9 克。每日 1 剂，水煎服。

◎ 芪藤二乌汤：鸡血藤 20 克，黄芪 20 克，制川乌 10 克，制草乌 10 克，麻黄 10 克，桂枝 10 克，乳香 10 克，没药 10 克，甘草 10 克，赤芍 15 克，牛膝 15 克，杜仲 25 克，细辛 15 克。水煎，每日 1 剂，分 2～3 次温服，10 剂为 1 个疗程。（《吉林中医药》1990 年第 3 期）

◎ 消痛汤：鸡血藤 30 克，黄芪 15 克，细辛 3 克，桂枝、防风、秦艽、独活、威灵仙、木瓜、当归、杜仲、桑寄生、白芍各 10 克，制乳香、制没药各 5 克。每日 1 剂，水煎服。一般服药 2 周显效，1 个月基本痊愈。

[加减] 若寒重者重用桂枝、防风，加川乌；有热象者以桑枝易桂枝，加黄芩；湿象明显者加防己、苍术；腰痛明显者加狗脊、续断；气虚者加党参、白术；筋脉拘急者加地龙；血瘀甚者加红花；纳差者加砂仁。（《新中医》1999 年第 1 期）

◎ 芪桂两乌汤：黄芪 30 克，白芍 18 克，桂枝 12 克，川牛膝 12 克，制川乌 9 克，制草乌 9 克，五加皮 15 克，川续断 15 克，当归 15 克，甘草 6 克，生姜 3 片，大枣（去核）4 枚。水煎服，每日 1 剂，分 2 次服。10 日为 1 个疗程，疗程间隔 2 ～ 3 日。功效：除湿散寒，温经止痛，扶正祛邪。

　　[加减]血虚重用当归；气虚重用黄芪；肾虚加淫羊藿、鹿衔草；疼痛剧烈，拘挛不得屈伸重用川乌、草乌、白芍，酌加全蝎、蜈蚣；麻木不仁加鸡血藤；重着沉困加防己、薏苡仁。（《中医正骨》1990 年第 3 期）

　　◎ 生川乌、生草乌各 18 克，全当归、络石藤、千年健、老鹳草、川牛膝各 15 克，炮山甲 10 克，共研细末，置 750 毫升白酒和 250 克蜂蜜中，密封浸泡 5 ～ 7 日后，启封弃渣饮酒，每次 30 毫升，早、晚各 1 次。（张守福验方）

■ 活血化瘀治坐骨神经痛

　　◎ 蛇蝎散：蕲蛇或乌梢蛇 10 克，全蝎 10 克，蜈蚣 10 克。上药烘干研为细末，分成 8 包。首日上、下午各服 1 包，以后每日服 1 包，7 日为 1 个疗程。两个疗程之间停药 3 ～ 5 日。服药后可有患肤或全身灼热、出汗，有的可出现麻木和疼痛加剧，但为时短暂，不久即可消失。一般 1 ～ 2 个疗程获显效至痊愈。（《新中医》1987 年第 3 期）

　　◎ 乌蛇散：金钱白花蛇 5 克，乌梢蛇 10 克，蜈蚣 5 克，全蝎 2 克，制川乌、制草乌各 10 克。共研极细末，分装 11 包备用。口服，第 1 日早晨空腹服 2 包，以后每日早晨空腹服 1 包，用酒送服，不会饮酒者用温开水送服，10 日为 1 个疗程。功效：祛风除湿，温经通络止痛。

　　[加减]因增生性脊柱炎引起者，同时服增生 1 号方：鹿衔草 30 克，当归 15 克，川芎 10 克，生石膏 30 克，知母 10 克，杜仲 10 克，川续断 10 克，红花 10 克，桃仁 10 克，制乳香 10 克，制没药 10 克。水煎服，每日 1 剂。

　　按：本方以搜风剔邪、通络止痛的虫类药为主，辅以善祛风除湿、散寒止痛之二乌，其蠲痹止痛作用自不待言。惟川乌、草乌毒性较大，单次剂量不宜过大，服用时间不宜过长，以防产生不良反应。（《江苏中医》1995年第5期）

◎ 六虫散：全蝎、蜈蚣、土鳖虫、守宫各11克，地龙、蕲蛇各33克。各药焙干，共研细末备用。口服，每次6克，每日2次，7日为1个疗程，间隔2～4日可服第2个疗程，用黄酒或温开水冲服。功效：息风解痉，祛瘀通络，祛风止痛。

[加减] 若肢体冷痛者可用制川乌、草乌各15克，桂枝12克，煎汤送服；明显气虚者用党参、黄芪各20克，煎汤送服；肢体拘急、抽筋者用白芍40克，甘草10克，煎汤送服。（《陕西中医》1990年第12期）

◎ 桃红两活汤：当归12克，川芎9克，桃仁9克，川红花9克，羌活、独活各9克，制没药9克，炒香附9克，川牛膝9克，秦艽9克，地龙9克，伸筋草6克。水煎服，每日1剂，分2次服。功效：活血化瘀，行血止痛，祛风除湿。

[加减] 兼风寒加制川乌9克，桂枝9克，蜈蚣3条；兼湿热者加苍术9克，黄柏9克；气虚者加黄芪30克；痛剧者加蜈蚣2条。（《四川中医》1985年第11期）

◎ 自拟坐骨神经痛方：当归、川芎各30克，伸筋草40克，红花20克，忍冬藤、乳香、没药、鸡血藤、土鳖虫、牛膝、生麦芽各15克，三七粉（冲服）5克。每日1剂，水煎服。并用酒剂（《小茴香、木香各6克，延胡索12克，陈皮10克，牛膝、独活、穿山甲（代）各5克，甘草3克。共为细末，加白酒500毫升，浸泡1周]，每次10～20毫升，每日2～3次，饭前服。

[加减] 腰椎退行性变加杜仲、生白芍、木瓜；腰椎间盘病变加狗脊、川续断、杜仲；闪腰岔气加黄芪；肢体麻木加马钱子0.9克；遇寒加细辛。（《国医论坛》1997年第5期）

◎ 丹参钩藤汤：丹参30克，钩藤25克，豨莶草25克，蜈蚣2条，赤芍

12 克，牛膝 12 克，木瓜 10 克，柴胡 6 克，甘草 3 克。水煎服，每日 1 剂。功效：养血活血，疏风通痹。适用于瘀血痹阻之坐骨神经痛。（《湖南中医杂志》1985 年第 4 期）

◎ 鸡血藤 15～20 克，大黄 10～15 克，芒硝 10～15 克，桂枝 10～15 克，柴胡 10～15 克，黄芪 10～12 克。每日 1 剂水煎，分 2 次服。

■ 补益肝肾治坐骨神经痛

◎ 加减蠲痛汤：熟地黄 15～30 克，鸡血藤 15～30 克，川续断 10～15 克，川独活 10～15 克，威灵仙 10～15 克，鹿衔草 10～15 克，全当归 10～15 克，川牛膝 10～15 克，生甘草 10～15 克，金狗脊 10～30 克，炒白芍 15～60 克。水煎，每日 1 剂，分 2～3 次温服，5 剂为 1 个疗程。功效：补益肝肾，祛风除湿，散寒通络。

[加减] 兼风寒者加制川乌 10 克，川桂枝 10 克；湿重者加薏苡仁 30 克，木防己 10 克；兼湿热者加炒苍术 10 克，川黄柏 10 克，晚蚕沙 15 克；气虚者加黄芪 30 克；阳虚者加附片 10 克，肉苁蓉 10 克，淫羊藿 10 克，巴戟天 10 克；刺痛明显者加制乳香 10 克，制没药 10 克，川红花 10 克，桃仁 10 克；痛剧者加露蜂房 10 克，蜈蚣 2 条。（《陕西中医》1988 年第 10 期）

◎ 八味柔肝散：白芍 30～60 克，生地黄 30～60 克，枸杞子 15 克，制首乌 15 克，当归 15 克，木瓜 15 克，川芎 10 克，怀牛膝 20 克。水煎，每日 1 剂，分 2～3 次温服，7 日为 1 个疗程。一般 1～2 个疗程即可，2 个疗程间间隔 2 日。功效：补肝肾，行气血，通经络。

[加减] 偏风者加防风 10 克，秦艽 12 克；偏寒者加制川乌、制草乌各 9 克；偏湿者加薏苡仁 30 克，苍术 12 克；偏热者加忍冬藤 30 克，络石藤 12 克；气

虚者加生黄芪 30～40 克；疼痛日久不愈加蜈蚣 4 条，蕲蛇 15 克。（《浙江中医杂志》1990 年第 1 期）

◎ 龙骨、炒杜仲各 20 克，川牛膝 10 克。水煎服。功效：通络止痛。

■ 益气养血治坐骨神经痛

◎ 坐骨神经止痛方：黄芪 30 克，当归 15 克，赤芍 15 克，羌活 15 克，独活 15 克，防风 15 克，乌梢蛇 12 克，玉米 20 克，蜈蚣 2 条，细辛 6 克，甘草 6 克。水煎服，每日 1 剂。功效：益气活血祛瘀，搜风通络止痛。

按：应用本方时，需配外用温经通络散：麦麸粉 1000 克，食盐 500 克，花椒 100 克，食醋 50 毫升，黄酒 50 毫升。麦麸粉、食盐加轧碎的花椒共研末，炒黄，入食醋、黄酒。装入布袋内，趁热（约 60℃）外敷疼痛部位，每日 1 次。其内服、外敷配合应用，则疗效更佳。（吕云钊方）

◎ 加味补阳还五汤：生黄芪、当归尾各 15 克，附片 20 克，赤芍、制地龙各 12 克，川芎、桃仁、红花各 10 克，肉桂、蜈蚣、全蝎各 6 克，（后两味研细末另包）。上药除后两味外均用水煎次，分 3 次冲服蜈蚣全蝎粉末，每日 2～3 次。（瞿兴崇验方）

◎ 生黄芪 30 克，木瓜 20 克，延胡索 20 克，赤芍 15 克，白芍 15 克，当归 15 克，牛膝 15 克，防风 12 克，苍术 12 克，海风藤 12 克，土鳖虫 10 克，桂枝 6 克，甘草 6 克。每日 1 剂，水煎服，分早、晚 2 次服。10 日为 1 个疗程，连服 2～3 个疗程。

■ 药物外敷治坐骨神经痛

◎ 吴茱萸、粗盐各 30 克，共炒热温敷痛点，每日数次。

◎ 海桐皮、忍冬藤各 30 克，川乌、桂枝、干姜、生附子各 15 克，乳香、没药、赤芍、川芎、姜黄各 10 克，共捣粗末，分装数袋蒸热后温熨痛点，每次 30 ～ 60 分钟，每日 1 ～ 2 次。

◎ 豨莶草、炮姜各 60 克，附子、川乌、草乌、肉桂、胆南星各 30 克，乳香、没药、细辛各 10 克。共为细末，取 30 克，与醋调成糊状，敷患处，每日换 1 次。功效：活血通络，温经止痛。

◎ 生川乌、生草乌各 30 克，桂枝 15 克。上三味共为细末，入食盐 125 克，炒至盐变成深黄色时，加少量白酒，立即用布包熨压痛点，或沿患侧坐骨神经分布区熨治。每日 2 ～ 3 次，每次 10 ～ 15 分钟，10 日为 1 个疗程。功效：祛风散寒除湿。(《四川中医》1993 年第 10 期)

◎ 葱白适量。炒热，布包熨患处，每次 30 分钟，每日 2 次，10 日为 1 个疗程。功效：散寒通经止痛。适用于寒邪偏胜之坐骨神经痛。(《当代中药外治临床大全》)

◎ 鲜生姜汁 500 克，明亮水胶 120 克，肉桂、细辛末适量。用文火同煎成稀膏，摊涂于布上，同时将研细末的肉桂、细辛掺入膏中，外敷环跳、委中、承山三穴，每日 1 次。

◎ 将食用粒盐 1000 克，炒热，放进小布袋内，在腰骶或臀部环跳穴等处反复热运。若变凉再炒热，反复热运 10 分钟左右。

◎ 治老年人坐骨神经痛方：川牛膝、五加皮、当归各 25 克，食盐 250 克，用火炒热，装入备用好的布袋内，外熨患处，每日 3 ～ 5 次，不必换药，冷却再炒。

■ 药带治坐骨神经痛

◎ 晚蚕沙 500 克，或狗脊 60 克，桑寄生、川牛膝各 30 克，续断、钻地风各 20 克，独活、千年健、当归、桂枝、五加皮各 15 克，川乌、草乌各 10 克。

共研细末，加白酒适量炒热后制成药带，经常缠敷腰间，7～10日更换1次药物，长期应用。

■ 药浴治坐骨神经痛

◎ 鸡血藤150克，川续断、狗脊、苏木、羌活、独活、防风各100克，乌梢蛇、血竭、儿茶、川芎、牛膝各60克，红花30克，当归、制乳香、制没药各20克。水煎取药液热浴全身，每日1次，连浴15～30日。

◎ 当归20克，川芎60克，牛膝60克，红花30克，苏木100克，川续断100克，狗脊100克，防风100克，独活100克，羌活100克，乌梢蛇60克，鸡血藤150克，制乳香20克，制没药20克，血竭60克，儿茶60克。加水煎，去渣，待药液温度40～50℃时洗浴全身，每日1次，每次40分钟，连续15～30日可见效。每剂药可用3～5次。功效：祛风散寒，燥湿止痛。适用于风、寒、湿邪所引起的坐骨神经痛。

■ 熏洗法治坐骨神经痛

◎ 乌头20克，木瓜25克，干姜60克，干辣椒30克。以上4味加水2000毫升，煎煮30～40分钟，趁热先熏患处，待温后再用消毒纱布蘸药液热敷患处，反复2～3次，每日用熏敷2次，7日为1个疗程。功效：祛寒止痛，舒筋活络。适用于寒痹型坐骨神经痛。

■ 热熨法治坐骨神经痛

◎ 生川乌、生草乌各30克，吴茱萸10克。共为粗末，入食盐125克，炒至盐变深黄色，入少许白酒，立即用布包热熨患处，每日2～3次。功效：

散寒止痛。（龚志贤经验方）

■ 搽药法治坐骨神经痛

◎ 小红辣椒 25 克，粮食白酒 500 克。将小红辣椒浸泡在酒中，一日后用以擦抹患部，每日 2 ～ 3 次，每次 10 分钟左右。

■ 药酒疗法治坐骨神经痛

◎ 舒心镇痛酒：羌活、秦艽、伸筋草、当归、制天南星、薏苡仁各 15 克，全蝎、桂枝各 10 克，牛膝、木瓜各 20 克，蜈蚣 4 条，海马 2 支。将上药入盆中冷水浸湿，滤干水分后放入瓦罐，加进烧酒，酒量离罐面 1 寸许（约 1500 毫升），罐面口上用白纸覆盖，再用细沙包压在纸上面，将药罐移至文火上煎熬，见纸边出汗（蒸汽露珠），马上端去药罐，冷却后滤去药渣，取液服用，每次 20 ～ 30 毫升，早、晚各 1 次，空腹服用，每 15 日为 1 个疗程。共治疗 38 例，疗效满意。（《新中医》1996 年第 1 期）

◎ 威灵仙、五加皮、防己、木瓜各 50 克，千年健 10 克，白酒 1000 毫升。共泡 15 日后饮酒，每次 20 毫升，每日 2 次。功效：祛湿通络散寒。

◎ 八角茴香 8 个，白酒 500 毫升。浸泡 7 日后饮酒，每次 10 毫升，每日 2 次。功效：散寒通络。

◎ 老鹳草 50 克，白酒 500 毫升。将老鹳草制成粗末，密封浸泡 14 日。每次 15 ～ 20 毫升，每日 2 次。功效：祛湿通络。风湿阻络型坐骨神经痛。（《家庭药酒》）

◎ 当归、天麻、何首乌、防风、独活、牛膝、牡蛎、石斛、金银花各 15 克，川芎、秦艽、千年健各 10 克，续断、杜仲、泽泻、桑寄生、松节各 20 克，狗脊、川朴、桂枝、钻地风、甘草各 10 克。将上药泡入酒中，每日饮 1～2 次，每次最多 30 毫升。

◎ 狗骨酒：狗骨（打碎）300 克，白酒 500 克。将狗骨浸于酒内，15 日后可服。功效：益血脉，暖腰膝。

◎ 石决明黄酒饮：石决明、蛇蜕、薄荷各 15 克，黄酒适量。将上述 3 味放入碗内，倒入黄酒，加盖蒸约 30 分钟。每日饮 1 次。功效：息风，清热，止痛。

专家 medical tips 温馨提示

坐骨神经痛病人在急性期应卧床休息，由腰椎间盘突出症引起者应睡硬板床 4～6 周。小心着凉受湿，防止感染。有便秘、咳嗽者须积极治疗。去除加重病情的因素，防止上呼吸道感染，积极治龋齿、鼻窦炎、扁桃体炎及其他慢性炎症。疼痛严重时，为减轻病人痛苦，可给予服用镇痛药，催眠药以及痛点局部做普鲁卡因封闭止痛。在治疗过程中不能以是否暂时疼痛为治愈标准，必须坚持治疗，以求根治。因椎间盘突出而引起的，可考虑做手术切除，术后常能取得满意的疗效。

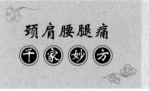

梨状肌综合征

本病是指由于梨状肌的充血、水肿、痉挛及肥厚等刺激或压迫坐骨神经引起臀部和坐骨神经痛等症候群。当髋部扭闪时，髋关节急剧外旋，梨状肌猛烈收缩，或髋关节突然内收、内旋，使梨状肌受到牵拉，或长途行走、感受风寒，均可使梨状肌痉挛、充血、水肿、肥厚而刺激或压迫神经根，症见臀部疼痛和下肢及坐骨神经分布区放射性疼痛、跛行，检查局部可触及条索状隆起，有钝厚感，肌束变硬，直腿抬高试验阳性，梨状肌紧张试验阳性。归属于中医学"胯部伤筋""腰腿痛""环跳风"等范畴。

■ 温经散寒治梨状肌综合征

本法主治风寒湿阻证，表现为臀腿疼痛，屈伸受限。偏寒者得寒痛增，肢体发凉，畏冷，舌淡苔薄腻，脉沉紧；偏湿者肢体麻木，酸痛重着，舌淡苔白腻，脉濡缓。下列验方可供选用。

◎ 当归四逆汤加减：桂枝、木瓜、牛膝、威灵仙各 15 克，细辛、木通各 10 克，甘草 20 克，当归、白芍、鸡血藤、川芎各 30 克。每日 1 剂，水煎 2 次，混合后分 2～3 次温服。

[加减] 患者肢冷畏寒明显者加川乌、独活各 10 克，桂枝 15 克。有外伤史者去细辛，加桃仁、红花、乳香、没药、赤药各 10 克。气血虚弱者去木通 10 克，细辛 10 克，川芎 10 克，加熟地黄、枸杞子、何首乌、黄芪各 15～30 克。(《甘肃中医》1995 年第 5 期)

◎ 舒痹止痛汤：生黄芪 30 克，桂枝 10 克，当归 10 克，白芍 15～30 克，制川乌、制草乌各 6～10 克，川牛膝 10 克，雷公藤（先煎）10 克，杜仲 10 克，炙蜈蚣 2 条，炙甘草 10 克。水煎服，每日 1 剂。

[加减] 痛甚，局部发凉者，加细辛，重用制川乌、制草乌；全身稍冷，肾阳虚者，加肉桂，川续断；拘挛掣痛，屈伸不利者，重用白芍、甘草，加宣木瓜；患肢沉重酸痛，湿邪明显者，加防己、独活、薏苡仁；外伤者，加瓜仁、红花、乳香、没药；病程日久，顽痛、麻木者，加全蝎、鸡血藤，重用蜈蚣。（《江苏中医》1995 年第 11 期）

◎ 葛根汤：葛根 15～30 克，白芍 30～60 克，桂枝 6～9 克，麻黄 3～6 克，甘草 9～15 克，大枣 10 克，生姜 2 片。水煎服，每日 1 剂，每日 2 次分服。

[加减] 酸重者加薏苡仁 30 克，防风 10 克；刺痛者加乳香、没药各 6 克，延胡索 10 克；臀部可扪及条索状物者加鸡血藤 15～30 克，当归 10 克；腿软无力者加鹿衔草 20～30 克，淮牛膝 10 克，杜仲 10 克；阳虚者加附子 6～9 克；气虚者加黄芪 18～30 克；舌红、苔黄、脉数者去生姜、桂枝，加黄柏 10 克，忍冬藤 15 克。（《四川中医》1988 年第 9 期）

■ 化湿通络治梨状肌综合征

◎ 加味二妙散：苍术 9 克，黄柏 12 克，牛膝 18 克，当归尾 12 克，萆薢 18 克，防己 15 克，黄芩 9 克，薏苡仁 30 克，海桐皮 12 克，没药 9 克，秦艽 24 克，独活 15 克，甘草 10 克。每日 1 剂，水煎 400 毫升，分 3 次服。适用于臀腿疼痛，或灼痛，屈伸受限，伴下肢麻木，酸痛重着者。（《中国中医骨伤科杂志》1991 年第 2 期）

■ 活血止痛治梨状肌综合征

本法适用于气滞血瘀证，主要表现为臀痛如锥，拒按，疼痛可沿大腿后侧向足部放射，痛处固定，动则加重，夜不能眠，舌暗苔黄，脉弦。治宜以行气活血、通络止痛为主。下列验方可供选用。

◎ 川芎、羌活、人参、甘草各9克，熟地黄27克，白术、防风、当归、白芍、杜仲、黄芪各18克，附子9克，生姜12克，大枣6克。水煎服。功效：祛风顺气，活血止痛。

◎ 腿痛方：当归9克，川芎9克，白芍15克，熟地黄15克，羌活9克，独活12克，红花6克，木瓜9克，川牛膝9克，川续断9克，炒杜仲9克，醋制香附6克，桂枝10克，醋炒知母3克，威灵仙30克。上15味水浸20分钟后，水煎服；每日1剂，分2次服。功效：活血解痉，祛风散寒，除湿止痛。适用于肝肾两虚，风寒湿邪侵袭所致的梨状肌综合征。

[加减] 本方去木瓜、威灵仙、红花、香附、知母，加党参、防风、威灵仙、红花、香附、知母，加党参、防风、桑寄生、细辛，为独活寄生汤，治冷风顽痹屈伸不利，加黄芪、秦艽、细辛，名为"三痹汤"，用治气血凝滞，手足拘挛，风湿麻痹等症。[中国中医药报，1992年12月7日]

■ 补益气血治梨状肌综合征

◎ 黄芪蜈蚣汤：黄芪30克，葛根30克，蜈蚣（研末冲服）3条，当归15克，川芎15克，赤芍15克，牛膝15克，独活12克，制川乌10克，地龙（研末冲服）10克，桂枝10克。水煎，每日1剂，分2～3次温服，7日为1个疗程，可连服2～3个疗程。功效：补益气血，活血通络，松解粘连。适用于臀部酸痛，腿膝无力，遇劳更甚，卧则减轻者。

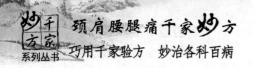

[加减] 疼痛、麻木、伸屈不利者加三七粉（冲服）、鸡血藤；湿胜加木通、薏苡仁；寒胜加制草乌、细辛；风胜加羌活、乌梢蛇（研末冲服）；气血两虚者加党参、熟地黄。（《广西中医药》1984 年第 1 期）

■ 药酒内服治梨状肌综合征

◎ 红毛五加皮 100 克，远志 25 克，续断 25 克，木通、广木香、香橼、羌活、独活、巴戟天、云苓、苍术、狗脊、肉桂、天麻各 15 克，木瓜、茵陈、威灵仙根、牛膝各 25 克。将以上药物浸入 2000 毫升白酒中，每日 1 ～ 3 次，每次最多服 30 毫升。

■ 敷药疗法治梨状肌综合征

◎ 川乌、草乌各 20 克，透骨草 5 克，延胡索 15 克，红花、威灵仙各 10 克，肉桂、吴茱萸各 5 克，松香 200 克，樟脑 50 克。将松香、樟脑用水溶化，余药压极细末，加入松香、樟脑水溶液中，搅拌均匀，成膏状，摊于细帆布上贴于患处。每日 1 次。

◎ 肉桂 6 份，制乳香、没药、土鳖虫、生大黄、姜黄各 5 份，血竭、生川乌、生草乌各 2 份，冰片 1 份。按上方组成比例，共研细末，按损伤部位大小取药粉适量，加蜂蜜调成糊状，摊于纱布上，厚约 0.3 厘米，敷于患处，然后绷带包扎，每隔 24 小时换药 1 次。

■ 熏洗疗法治梨状肌综合征

◎ 干姜 10 克，干辣椒 30 克，乌头 20 克，木瓜 25 克。以上药加水 2000 毫升，煮 30 分钟，趁热熏，水温下降后用毛巾蘸液热敷患部。每日 2 次，每次 10 分钟左右。

◎ 伸筋草 15 克，透骨草 15 克，苏木 12 克，红花 12 克，五加皮 15 克，三棱 12 克，莪术 12 克，秦艽 12 克，海桐皮 12 克，怀牛膝 15 克。以上药加水 2000 毫升煎煮，去渣，加入少量白酒趁热熏洗患处。每日 1 次，每次 10 分钟。

■ 熏蒸疗法治梨状肌综合征

◎ 海桐皮 30 克，络石藤 30 克，鸡血藤 30 克，威灵仙 25 克，秦艽 20 克，透骨草 20 克，川牛膝 30 克，桂枝 30 克，天南星 15 克，防己 15 克，青风藤 25 克，大茴香 20 克，木瓜 15 克，独活 15 克，炒香附 15 克，丹参 30 克，大黄 15 克。用熏蒸床（由 4 个部位组成）：①选用 1 个 50 ～ 60 厘米直径的铝盆。②用诊断床在其中下部开 1 个长 30 厘米、宽 20 厘米的椭圆形孔。③用白布或塑料布制成上窄下宽的圆形蒸熏罩，下面将铝盆包严。④选 1 个 1500W 左右的电炉。将准备好的药加水放于铝盆，用电炉加热，嘱患者将患处充分暴露于诊断床的孔洞处进行熏蒸。每日 1 次，7 日为 1 个疗程。适用于风寒引起的梨状肌综合征。

■ 盐水浴法治梨状肌综合征

◎ 浴池内放入一撮盐，浸湿全身。再用一撮盐在臀部仔细按摩约 3 分钟；然后用同样的方法在整个患病的下肢抹上盐，进行按摩 3 分钟；最后在腰臀部用盐仔细按摩 3 分钟，再用清水冲洗干净即可。

■ 热熨疗法治梨状肌综合征

◎ 根据部位用棉布制成口袋 2 个，少垫一点棉花，将大盐粒炒热后放入袋中，放于臀部和大腿后侧各 1 个，凉后取出再炒。每于睡前热敷，约 10 分钟。

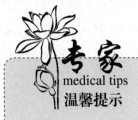

专家
medical tips
温馨提示

　　适当休息，避免剧烈活动。改善劳动条件和方式，注意劳动体位和姿势，尽量避免弯腰搬运或蹲位扛抬重物，以免造成梨状肌"闪""扭"伤。经常变换工作体位，消除梨状肌的紧张，减轻其疲劳。注意腰臀部保暖，避免风湿邪侵袭。

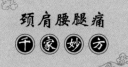

膝关节疼痛

　　膝关节疼痛是中老年人常见的一种疾病，病因复杂，症状轻重也因人而异。常见的病因有膝关节软组织损伤、退行性变、骨质增生、骨性关节、急慢性滑膜炎以及膝关节结核等。

　　随着年龄增长，膝关节诸骨由于长年磨损，周围韧带松弛，致使关节不稳定，造成病变引起相应部位骨质增生。此种增生是人体衰老的现象。40 多岁以后，大多数人都有骨质增生，只是发生部位和增生程度不同，有的有症状，有的无症状。本病属中医"痹证"范畴，多由于风寒湿侵袭和慢性劳损所致。

　　膝关节创伤性滑囊炎是以膝关节积水、积液为主的疾患，是由于膝关节损伤后引起的滑膜非感染性炎症反应，出现关节肿胀、疼痛、活动受限等临床症状。临床上可分为急性创伤性炎症和慢性劳损性炎症两种，后者以肥胖女性多见。属中医的"痹证夹湿"或"湿气下注"。本病多采取非手术治疗，预后较好，但病程往往较长。

■ 散寒祛湿治增生性膝关节炎

◎ 山茱萸、淮山药、熟地黄、泽泻、茯苓各 30 克，制附片（先煎 30 分钟）15 克，补骨脂 14 克，牡丹皮 12 克，骨碎补 10 克，三七粉（冲）6 克。每日 1 剂，水煎服。功效：散寒祛湿，活血化瘀。适用于增生性膝关节炎引起的膝关节疼痛。（《中医专病专效方》）

■ 祛风胜湿汤治膝关节滑膜炎

◎ 紫苏叶、法半夏、槟榔、吴茱萸、防己、升麻各 12 克，桔梗 10 克，薏苡仁、车前子各 30 克，白术 20 克，黄芪 24 克。每日 1 剂，加水 500 毫升，水煎取汁 300 毫升，分 2 次服，每个疗程服药 9 ～ 12 剂。

[加减] 舌苔黄腻者加黄柏 12 克，牛膝 9 克；胸腹胀满者加枳壳、厚朴各 15 克。膝关节滑膜炎本病急性期有瘀血积滞，治宜散瘀生新，消肿止痛，内服基本方加黄柏、牛膝、郁金等；慢性滑膜炎有水湿稽留，肌筋弛弱，治宜祛风燥湿，强壮肌筋，内服基本方加羌活、独活、防风、蔓荆子等。服药同时并将小夹板或铁丝附木将膝关节固定于伸直位。（《中医秘传·疼痛灵验妙方大全》）

■ 活血止痛治膝关节疼痛

◎ 祛瘀止痛汤：当归 12 克，赤芍 12 克，桃仁 10 克，红花 10 克，乳香 6 克，生地黄 12 克，川牛膝 12 克，甘草 6 克。水煎，每日 1 剂，分 2 次服。适用于膝部软组织损伤初期，表现为局部肿胀，关节活动时疼痛。（《古今特效单验方》）

◎ 舒筋活络汤：当归 12 克，赤芍 12 克，川续断 12 克，威灵仙 12 克，生薏苡仁 30 克，桑寄生 15 克，怀牛膝 12 克。水煎，每日 1 剂，分 2 次服。适用于膝部软组织损伤后期，表现为膝关节屈伸不利。（《古今特效单验方》）

◎ 方 1：归尾、生地黄、赤芍、桃仁、红花、牛膝、泽兰、黄柏、牡丹皮、姜黄各 9 克，土茯苓、槟榔各 18 克，薏苡仁 30 克。

[加减] 热甚加大黄、黄芩；痛剧加延胡索、乳香；气虚者去槟榔，加黄芪、陈皮；脾虚者加白术，土茯苓易茯苓。

◎ 方 2：紫荆皮、大黄、栀子、黄柏、姜黄、红花、白芷、归尾、陈皮、刘寄奴、萆薢、马钱子、半夏各等份。

[使用方法] 方 1：水煎服，每日 1 剂，每日 2～3 次；方 2：研末，蜂蜜或凡士林调敷外用。适用于急性创伤性膝关节滑膜炎。本方功擅行气活血通络，兼利湿消肿止痛，治疗此病正为合适，临床可试用之。（《江苏中医杂志》1989 年第 10 期）

◎ 二藤汤：鸡血藤 12 克，雷公藤（同煎）10 克，当归 10 克，丹参 10 克，地龙 10 克，白术 10 克，制天南星 10 克，羌活 10 克，牛膝 10 克，生薏苡仁 15 克，茯苓 12 克，生甘草 10 克组成。上药加水 500 毫升，煎至 300 毫升，每日 1 剂，分早、晚 2 次温服。适用于膝关节骨质增生性关节炎。（许建安验方）

◎ 增生消痛汤：穿山甲（代）、土鳖虫各 10 克，皂角刺、红花、熟地黄各 12 克，蒲公英、金银花各 24 克，赤芍、独活、王不留行、鹿衔草各 15 克，川牛膝 18 克，薏苡仁 20 克，三七粉（冲）2 克。水煎，分 2～3 次服，每日 1 剂。

[加减] 如关节肿胀明显伴关节腔积液，去熟地黄、鹿衔草，加黄柏 12 克，

车前草 20 克,防己、炒水蛭各 9 克。适用于增生性膝关节病。(《山东中医杂志》1994 年第 1 期)

■ 利水消肿治膝关节疼痛

◎ 生黄芪 15 克,防己 12 克,羌活 12 克,姜黄 12 克,当归 12 克,茯苓 12 克,赤芍 12 克,红花 12 克,薏苡仁 15 克,老鹳草 12 克,制天南星 9 克,牛膝 12 克,炙甘草 9 克。水煎服。功效:活血通络,利水胜湿,散结止痛。适用于膝关节骨质增生形成骨关节炎,滑膜渗出增加者。对单纯性膝关节炎膝部肿胀疗效可靠。(《中国中医骨伤科百家方技精华》)

◎ 白花蛇舌草、土茯苓、泽泻各 30 克,黄柏、赤芍、夏枯草各 15 克,车前草 20 克,透骨草 18 克,刘寄奴、王不留行各 12 克,全蝎 9 克(研末冲服)。水煎 500 毫升,每日 1 剂,分 2～3 次服。连服 6 剂,停 1 日,共服药 30 剂。

[加减] 阴雨寒冷天气关节肿痛加重者加独活 15 克;经药物治疗肿渐消而疼痛不减者加川牛膝、红花各 20 克,土鳖虫 10 克。功效:清热解毒,祛瘀蠲水。适用于膝关节退行性变合并滑膜炎。(《山东中医杂志》1991 年第 3 期)

◎ 利湿消肿汤:萆薢 10 克,薏苡仁 30 克,生黄芪 30 克,益母草 30 克,土牛膝 30 克,土茯苓 30 克,茯苓皮 30 克,车前子 30 克。上药为 1 日量,水煎分 2 次服。急性损伤性滑膜炎加生地黄、牡丹皮、黄柏;慢性滑膜炎、滑囊炎、色素绒毛型滑膜炎加三棱、莪术;炎消肿退,积液减少,压痛减轻后加山茱萸;继发感染见局部红、热、痛或伴有身热者加金银花、连翘、大黄、牡丹皮。适用于膝关节滑膜炎导致的膝关节积液症。(丁锷验方)

◎ 滑膜炎 V 方:白花蛇舌草 30 克,土茯苓 30 克,泽泻 30 克,黄柏 15 克,赤芍 15 克,夏枯草 20 克,透骨草 18 克,刘寄奴 12 克,王不留行子 12 克,全蝎（研末冲服）9 克。水煎 500 毫升，每日 1 剂，分 2～3 次服。连服 6 剂，停 1 日，共服 30 剂。功效：清热解毒，祛瘀蠲水。适用于膝关节退变合并滑膜炎。

[加减] 阴雨寒冷天气关节肿痛加重者加独活 15 克；经药物治疗肿渐消而疼痛不减者加川牛膝、红花各 20 克。（《山东中医杂志》1991 年第 3 期）

◎ 宣痹汤：丹参 15 克，川芎 12 克，牛膝 18 克，茯苓 12 克，泽泻 20 克，木瓜 20 克，木通 10 克，威灵仙 30 克，伸筋草 30 克，川续断 12 克，细辛 3 克，甘草 6 克。上方加水 500 毫升，煎至 300 毫升，每日 1 剂，分早、中、晚 3 次温服；另外将其药渣加水 1000 毫升左右，煎 10～15 分钟，先熏患肢膝关节部约 10 分钟，至水温降至 50℃左右时，用毛巾沾药液洗患处，每日熏洗 2～3 次。15 剂为 1 个疗程。一般用 1～3 个疗程。适用于膝关节慢性滑膜炎。（王永刚验方）

■ 养血散寒治膝关节疼痛

◎ 养血祛风除湿汤：党参 15 克，鸡血藤 15 克，天麻 12 克，阿胶 12 克，当归 10 克，乌蛇 18 克，鹿衔草 25 克，新鲜鸡爪 3 只。上方加清水 3 碗，煎至 1 碗；药渣再加清水 4 碗，煎至 1 碗，2 碗混匀，早、晚各服 1 次，每日 1 剂。再将药渣翻动后，加 5 碗清水，煎至 3 碗，虚寒者加米酒 100 克，虚热者加白醋 100 克，趁热外洗膝关节至水凉为止，每日洗 1 次。内服外用每 5 日 1 个疗程。适用于增生性膝关节炎。（邓伟验方）

◎ 地黄桂枝汤：熟地黄 20 克，续断 20 克，桂枝 8 克，细辛 3 克，川牛膝 15 克，鸡血藤 15 克，独活 10 克，五加皮 10 克，红花 10 克，白芷 10 克，防风 10 克，制乳香 10 克，制没药 10 克。水煎服，每日 1 剂，早、晚分服。功效：养血活血，祛风胜湿，消肿止痛。适用于膝关节慢性滑膜炎积水。

同时可配合局部热敷（方药：炙川乌、炙草乌、五加皮、蒲黄、白芷、小茴香、威灵仙、花椒、桂枝、制乳香、制没药各 10 克）疗法。热敷方药共装 1 布袋，水煎 30 分钟左右，取出热敷于膝关节上，至不热为止，每日 2～3 次，每日 1 剂。（《安徽中医学院学报》1988 年第 3 期）

◎ 补气逐瘀汤：生黄芪 50 克，伸筋草 12 克，苍术 12 克，白术 15 克，橘络 12 克，法半夏 12 克，胆南星 9 克，牛膝 30 克，木通 12 克，泽泻 12 克，白芷 15 克，五加皮 20 克，甘草 10 克。上方加水 500 毫升，煎至 300 毫升，分早、晚 2 次温服，隔日 1 次，有其他并发症者，可酌情加减。适用于膝关节反复发作性滑膜炎。（穆天尧验方）

■ 熏洗法治膝关节疼痛

◎ 透骨通络饮：川芎 15 克，乳香 12 克，威灵仙 30 克，丹参 10 克，透骨草 15 克，防风 10 克，穿山甲（代）10 克，草乌 3 克，细辛 3 克，陈醋 30 克，白酒 30 克。上述药物加水 2000 毫升，煮沸 30 分钟后，先以蒸汽熏蒸患膝至皮肤微红，稍汗，待药液稍凉后用毛巾蘸药液反复擦洗，热敷与浸浴，若水温低于 30℃时，可加热后再洗，每次洗 60 分钟，每日 2 次，每剂可连续使用 4～5 次，3 剂为 1 个疗程。功效：活血化瘀，通络散寒，软坚散结适用于膝关节骨质增生。注意：洗时要避风，烫洗完毕擦洗干保温，免受风寒。（《全国首届专科专病学术会论文集（1994）》）

◎ 菖蒲五皮汤：石菖蒲 30 克，海桐皮 30 克，合欢皮 15～30 克，五加皮 15～30 克，牡丹皮 15～30 克，香白芷 15～30 克，寻骨风 15～30 克，归尾 10 克，乳香 10 克，没药 10 克，细辛 10 克。上药加水，至淹没药物 2～3 厘米为度。大火煮沸后，改用小火煎 15～20 分钟，加入食醋 20～30 毫升，置于净盆内，盆上放 1 木架，患足踏其上，以药液蒸气蒸熏患膝；药液转温后，

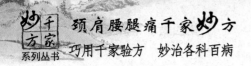

用其反复洗浴患膝 15 ～ 30 分钟。每日如法熏洗 2 ～ 3 次，每剂药物，夏季可连续用 2 日，春、秋和冬季可用 3 日。3 剂为 1 个疗程。功效：舒筋活血，温化瘀阻，祛风除湿，行气止痛。适用于膝部创伤性关节炎。(《当代中药外治临床精要》)

■ 外敷法治膝关节疼痛

◎ 铁屑 500 克，陈醋 60 ～ 70 毫升。取温水适量与陈醋混合，水与醋之比为 6 ∶ 4，再与铁砂混合拌匀，装入口袋用棉布包裹好，隔毛巾热敷患处，每次 1 ～ 2 小时，每日 1 次，15 次为 1 个疗程。适用于风寒湿侵袭引起的膝关节疼痛。

◎ 葱醋热敷方：陈醋 160 克，葱白 50 克。发散，通窍，活血。先将醋煎至剩一半，加入切细的葱白，再煮 2 沸，过滤后，用布浸醋液并趁热裹于患处。每日 2 次。适用于风寒湿侵袭引起的膝关节疼痛。

◎ 赤没散：赤小豆 10 份，没药 1 份。先以紫草油涂搽患部，再取适量沸水将赤没散搅拌成糊状，摊匀在白皮纸上（白皮纸叠成 2 ～ 3 层均可。其面积应根据患处大小而定。亦可用皱纹纸或火纸）。速将摊好的药糊贴于患处以绷带固定之，每日换药 1 次。两药相伍，共奏利水除湿、消肿止痛之功。适用于慢性膝关节滑膜炎。(《中国中医骨伤科杂志》1989 年第 5 期)

■ 护膝治膝关节疼痛

◎ 草乌 20 克，防风 20 克，细辛 20 克，陈艾 20 克。以上前 3 味共研细末，再将陈艾捣成绒，和匀，做成护膝，用护膝日夜护住患者膝部，病愈为止。祛寒燥湿，通络止痛。适用于风寒性膝关节疼痛。

◎ 生草乌、生川乌、生黄芪、生杜仲、仙茅、金毛狗脊、锁阳、川芎、当归尾、香白芷、茅苍术、汉防己、川牛膝、大甘松、五加皮、广木香、辽细辛、松香、上肉桂各 6 克，艾叶 60 克。上述药物共研成细末。选择适宜的护膝，缝制成药物护膝，日夜使用。每剂药物可连续使用 7 日换敷 1 次。4 ～ 5 次为 1 个疗程。

■ 四神煎治鹤膝风疼痛

◎ 药用黄芪 240 克，石斛 120 克，牛膝 90 克，远志 90 克。关节红肿有热者外加金银花 30 克。用水 10 碗煎至 2 碗，入金银花再煎至 1 碗，顿服，每日 1 剂。治鹤膝风，膝关节肿大疼痛，步履维艰。（《验方新编》）

按：鹤膝风，中医指结核性关节炎。患者膝关节肿大，像仙鹤的膝部。以膝关节肿大疼痛、股胫的肌肉消瘦为特征，形如鹤膝，故名鹤膝风。病由肾阴亏损，寒湿侵于下肢、流注关节所致。大多由"历节风"发展而成。

■ 治鹤膝风初起外敷方

◎ 糯米粉、麦面粉各等份，大曲酒适量。先将糯米粉和麦面粉拌匀，再将大曲酒炖沸，冲调如厚糊状，涂于纱布上。待温热时敷于患处，外加绷带固定，冷则更换。适用于鹤膝风初起，膝关节红肿疼痛。（《中草药外治验方选》）

■ 治鹤膝风肿痛久不愈方

◎ 取鲜蓖麻叶 18 片。将蓖麻叶剪去叶柄，3 片相叠为 1 份，分 3 次（即每次 6 片）放入蒸笼内蒸软用（以叶软颜色尚浅绿为度，切勿蒸至熟透色变成灰黄）。用法：嘱患者仰卧床上，将蒸软 3 片一叠之蓖麻叶 2 份，趁热（勿过烫）分敷于患者两膝盖，外用新干毛巾 2 条分别包裹并加绷带绑扎，勿使脱落，覆被避风静卧，待药叶微温时，再蒸 2 份更换。待更换第 3 次时，宜更换新的干毛巾包裹，待翌晨起床时去掉。此法以在晚饭后 2 小时施治为宜。（《中草药外治验方选》）

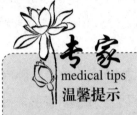

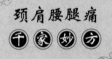

颈肩腰腿痛
千家妙方

踝关节扭伤

踝关节（距小腿关节）扭伤（踝扭伤）主要指踝关节部韧带等软组织损伤，包括踝腓侧和胫侧韧带损伤，是由于直接或间接暴力，如走不平道路、上下楼梯、跑步、跳跃及骑车跌倒，使踝关节遭受过度内翻、外翻或扭转牵引外力引起踝部筋肉损伤的病证。临床以踝关节肿痛、皮下瘀血、走路跛行及功能活动障碍为特征。以青壮年男性多见，属中医的"足痛""伤筋"范畴。病机是由于外伤引起局部经络阻塞，气血凝滞，运行不畅所致。气伤痛，形伤肿，气血两伤，故肿痛并见。

■ 活血消肿止痛治踝扭伤

◎ 熟地黄 15 克，川芎 8 克，白芍 10 克，当归 12 克，桃仁 6 克，红花 4 克，口服，每日 1 剂，分 2 次服。养血、活血、逐瘀。

◎ 赤芍 20 克，当归尾 15 克，乌药、川芎、乳香、没药、青皮、陈皮、橘核、荔枝核、小茴香、土鳖虫各 10 克，水煎服。

◎ 醋延胡索、广木香、郁金各等份，共研细末，每次 15 克，每日 3 次，温开水送服。（方观述验方）

◎ 泽兰 12 克，苏木 10 克，桃仁 10 克，牡丹皮 12 克，当归 12 克，红花 15 克，防己 10 克。水煎，每日 1 剂，分 2 次服。本方适用于踝关节扭挫伤初期。局部青紫肿痛。踝关节扭伤初期局部不可热敷或立即按摩，应立即做冷敷，可减轻出血、肿胀。内服本方，同时还可配合局部外敷成药七厘散。（《古今特效单验方》）

■ 巧用食物外敷治踝扭伤

◎ 大葱泥：大葱连根、叶 200 克。将葱捣烂，炒热，趁热敷于患处。冷了再更换，每次 20 ～ 40 分钟，每日 1 ～ 2 次，3 ～ 5 次为 1 个疗程。数次可止痛。功效：行瘀，消肿，止痛。

◎ 鲜韭菜 60 克，红花末 10 克。将上药捣成糊状，敷于患处。功效：活血通络。（内蒙古民间验方）

◎ 鲜韭菜 250 克，食盐末 3 克，酒 30 克。将新鲜韭菜切碎，放盐末拌匀，用小木锤将韭菜捣成菜泥，外敷于软组织损伤表面，以清洁纱布包住并固定，再将酒 30 克分次倒于纱布上，保持纱布湿润为度。敷 3 ～ 4 小时后去掉韭菜泥和纱布，第 2 日再敷 1 次。

◎ 葱椒泥：鲜葱白 60 克，花椒 12 克，冰片少许。葱白洗净，捣成泥状。花椒、冰片共研细面，与葱白泥调匀。敷患处，包扎固定，每日换药 1 次。功效：活血，消肿、止痛。（《中药贴敷疗法》）

◎ 螃蟹皂角膏：螃蟹 1～3 个，肉皂角 2 枚。共捣烂加面粉适量拌成糊状（若系干品则先研粉末），用黄酒、蛋清调成药糊。使用时先将白酒涂擦患处，使其发热，再外敷上药糊，包扎固定，每日换药 1 次。经用药 3～5 次，均收良效。本方具有活血祛瘀，消炎止痛，祛风解毒之功，适用于跌打损伤、闪挫、扭伤、骨折等病。（《湖北中医杂志》1989 年第 5 期）

■ 中药外敷治踝扭伤

◎ 鲜土牛膝适量捣烂，加少许食盐和匀，敷于患处，外用纱布绷带固定。每日 1 次，用于急性损伤初期，消肿止痛作用显著。（《中医诊治 100 病》）

◎ 大黄 50 克，木瓜、蒲黄各 20 克，乳香、没药、栀子、黄柏、土鳖虫各 10 克。共研细末，凡士林调外敷。

◎ 生栀仁 90 克，白芷 30 克，生草乌、生川乌、生天南星、生半夏、当归尾、制没药、土鳖虫、红花各 9 克。共研细末，用饴糖和开水（或醋、酒）各半调外敷。

◎ 马钱子、胆南星、土鳖虫、当归尾、川芎、红花、乳香、没药、血竭、羌活、龙骨、白芷各 9 克，螃蟹壳、石菖蒲、升麻各 6 克，共研细末，用糖稀或 75% 酒精调匀外敷。

◎ 生大黄 10 克，丹参、红花各 6 克，延胡索 4 克，冰片 1 克，用蜂蜜与 75% 酒精各半调敷。

◎ 生栀子 20 克，乳香 15 克，桃仁、大黄各 6 克，共研细末，急性期用鸡蛋清调敷；伤后超过 1 个月用陈醋调敷，均每日更换 1 次。

◎ 生川乌、生草乌、生天南星、生半夏、土鳖虫、红花各 9 克，三棱、莪术、白芷、乳香各 12 克，姜黄、大黄、栀子各 15 克，共研细末，加白酒少许共炒热，用布包裹，趁热敷患处。

◎ 红花 30 克，苏木 20 克，当归 15 克，水煎取出药渣，用布包裹，趁热敷患处，再用热药液淋在药渣上，每次 10 ～ 20 分钟，每日 1 ～ 2 次，3 ～ 5 日为 1 个疗程。

◎ 木瓜 60 克，栀子 30 克，大黄 150 克，蒲公英 60 克，土鳖虫、黄柏、没药、乳香各 30 克。共研细末、凡士林调敷患处，每日 1 次，3 ～ 5 次为 1 个疗程。功效：活血利湿止痛。（《颈肩腰腿痛独特秘方绝招》）

◎ 桃仁、红花、乳香、没药、白芷各 15 克，大黄 50 克，血竭 10 克。共研细末，香油调敷患处，纱布包扎固定，每日 1 次。功效：活血止痛。（《实用民间土单验秘方 1000 首》）

◎ 消肿止痛散：土鳖虫 12 克，胆南星 15 克，血竭 15 克，没药 24 克，马钱子（微炒）9 个，龙骨 15 克，红花 15 克，羌活 15 克，川芎 12 克，螃蟹 15 克，白芷 15 克，升麻 15 克，石菖蒲 15 克。将上药混合研末备用。根据扭伤部位面积大小，取适量蛋清倒入碗内加适量的药末拌匀。①对轻度损伤的急性期可冷敷。降低血肿程度，然后再用消肿止痛散外敷。②对韧带损伤较重者敷药用绷带固定包扎。③对韧带撕裂伤或半脱位必须先用手复位后敷药加小夹板固定。若怀疑有骨折者先行 X 线摄片检查排除骨折。对轻度骨折和能手法复位者均可敷消肿止痛膏。48 小时换药 1 次，10 日为 1 各疗程。功效：活血化瘀，消肿止痛。（《当代中药外治临床精要》）

◎ 五倍子 50 克，栀子、生草乌、大黄、生天南星各 30 克，土鳖虫、乳香、没药各 20 克，细辛 10 克。操作：上药研细末，取适量醋调外敷患处，每日 1 ～ 2

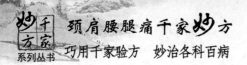

次，10 次为 1 个疗程。功效：清热消肿，活血散瘀，行气止痛。适用于踝关节扭伤之肿痛剧烈者。（《中西医结合杂志》1985 年第 6 期）

◎ 栀子 2 份，乌药、桃树枝、樟树枝各 1 份，50% 酒精适量。将上药研末，以水和 50% 酒精各半调成糊状，再加适量面粉混合搅匀，摊在塑料布上，厚约 0.3 厘米，敷于患处，绷带包扎固定，以防药液外渗，冬季 2～3 日换药 1 次，夏季 1～2 日换药 1 次，以保持湿润为度。

◎ 生山栀、大黄各等份。将上 2 味药共研细粉消毒后备用。将扭伤部位洗净后取药粉适量，24 小时以内就诊者醋调外敷，24 小时后就诊者以酒精调敷。敷药范围以直径大于肿区 2 厘米为度，约厚 0.5 厘米，用塑料及绷带包扎固定，一般 2 小时换药 1 次。

[注意] 若药物干燥，可用酒精直接外滴，保持湿潮，亦可原药重新调敷。（《中西医结合杂志》1989 年第 8 期）

◎ 附子、细辛各 200 克，红花、没药、川芎各 250 克，黄柏、白芍、甘草各 200 克，樟脑 100 克。以 70% 的酒精 5000 毫升浸泡 1 周，过滤取药液 1000 毫升备用。施治时取药液适量湿敷患处，采用红外线理疗仪照射，每次 20～30 分钟，每日 1 次，7 次为 1 个疗程。适用于本病各证。

◎ 红花 30 克，当归 15 克，苏木 20 克，水煎熬至稍稠，用纱布数层包裹药渣敷贴患处，将药液淋其上，若凉即换，每次 10～20 分钟，每日 2 次。适用于本病各证。

◎ 木瓜 60 克，栀子 30 克，大黄 150 克，蒲公英 60 克，土鳖虫 30 克，黄柏 30 克，没药 30 克，乳香 30 克。将上述药物共研为细末，凡士林调敷患处。每日 1 次，3～5 次为 1 个疗程。

[注意] 此法一般 1 个疗程即可显效，2～3 个疗程即可肿消痛止。

◎ 栀子、没药、乳香、木瓜、羌活、黄柏、土鳖虫各 30 克。将上述药物培干并粉碎，研成细末，以适量沸水加蜂蜜调成糊状软膏，贴敷于患处。每日或隔日换药 1 次。一般应抬高患肢，局部用纱布绷带缠绕固定，并作距小腿关节旋转等功能活动。

◎ 糯稻杆灰酒精膏：糯稻杆灰、75% 酒精各适量。将全株干糯稻杆烧灰，用 75% 酒精调成膏药状。敷于患处，数日即愈。功效：活血，化瘀，止痛。

◎ 复方五倍子膏：五倍子、生大黄、生栀子按 5 : 1 : 1 的比例烘干研细末备用。同时视损伤范围取药末适量以陈醋调和成软膏状敷于患处，厚 1～2 毫米，外用塑料薄膜覆盖，绷带固定，2～3 日换药 1 次。

◎ 黄柏 40 克，土鳖虫 30 克，栀子、紫草、乳香、没药各 25 克，血竭、莪术各 20 克，木香、红花各 15 克，共捣碎浸泡于 50% 白酒或酒精 1000 毫升与蒸馏水 2000 毫升的混合液中 15～20 日，以纱布浸透药液湿敷患处，每次 20～30 分钟，每日 1 次，7 次为 1 个疗程。

■ 药酒涂擦治踝扭伤

◎ 土鳖虫、红花、川芎各 18 克，当归 30 克。与 75% 酒精 500 毫升共同浸泡 3 日，蘸药液涂擦患处，至皮肤发红为度，每日 4～6 次。活血通络。5～7 日痊愈。（《实用民间土单验秘方 1000 首》）

◎ 小茴香、樟脑各 15 克，丁香、红花各 9 克，置白酒 300 毫升中浸泡，取药液用棉花蘸药酒适量涂擦患处后，轻轻按摩至发热，每次 5～10 分钟，每日 3～4 次。

◎ 当归 30 克，川芎、红花、土鳖虫各 20 克，共置 75% 酒精 500 毫升中浸泡，取药液涂擦患处后，轻轻按摩至发热，每日 3～4 次。

◎ 红花、樟脑各 9 克，川乌、苏木、乳香、血竭、花椒、地龙、连翘各 3 克，共置 75% 酒精 500 毫升中浸泡，取药液涂擦患处后，轻轻按摩至发热，每日 3 ～ 4 次。

◎ 桂枝当归酒：桂枝 15 克，当归 10 克，川芎 10 克，红花 10 克，透骨草 30 克，75% 酒精 300 毫升。将以上诸药放入酒精内浸泡 24 小时，搓洗伤处，每日 4 ～ 6 次。关节扭挫伤。局部肿痛，皮下瘀血，不能站地。外洗 2 日，肿消痛止。（《河南中医》1989 年第 3 期）

◎ 川芎、红花、没药各 25 克，附子、细辛、白芍、黄柏、甘草各 20 克，樟脑 10 克，共置 70% 酒精 500 毫升中浸泡 1 周，以纱布浸透药液湿敷患处，每次 20 ～ 30 分钟，每日 1 次，7 次为 1 个疗程。

◎ 艾叶、透骨草各 250 克，川椒 30 克，当归、赤芍、续断、杜仲、防风、桑寄生、千年健各 12 克，独活、乳香、地骨皮各 9 克，血竭、钻地风各 3 克。上药共置白酒或 75% 酒精中（以浸过药面为宜）浸泡 40 日，用时以纱布浸透药液湿敷患处，每次 20 ～ 30 分钟，每日 1 次，7 次为 1 个疗程。

■ 熏洗法治踝扭伤

◎ 松木锯末 500 克，加陈醋 500 毫升、清水 400 毫升，水煮沸后，将患足置于药盆上，距 20 厘米左右，再覆盖上宽大毛巾，进行蒸熏 20 ～ 40 分钟，每日 1 次，3 ～ 5 日为 1 个疗程。适用于距小腿关节扭伤气滞型。注意：熏蒸时，注意保持温度，不要太低。（《中国民间疗法》）

◎ 伸筋草、透骨草各 15 克，五加皮、海桐皮、秦艽、三棱、莪术各 12 克，苏木、红花、牛膝、木瓜各 9 克。水煎熏洗患足，每次 20 ～ 30 分钟，每日 2 ～ 3 次，1 剂药可用 3 日。

◎ 刘寄奴、翻白草、红花、苏木、生姜、青葱、甘草各 30 克。水煎熏洗患足，每次 20 ～ 30 分钟，每日 2 ～ 3 次，1 剂药可用 3 日。

◎ 伸筋草、宽筋藤、忍冬藤、刘寄奴、王不留行各 30 克，钩藤 20 克，防风 15 克，荆芥、黄柏各 12 克。水煎熏洗患足，每次 20 ～ 30 分钟，每日 2 ～ 3 次，1 剂药可用 3 日。

◎ 川椒目 30 克，茜草 15 克，川乌、草乌、山奈、甘松、红花、艾叶、细辛、桂枝、伸筋草、海桐皮各 10 克。水煎熏洗患足，每次 20 ～ 30 分钟，每日 2 ～ 3 次，1 剂药可用 3 日。

◎ 麻黄、苍术、卷柏、牙皂、白芥子、楠木香各 30 克。水煎熏洗患足，每次 20 ～ 30 分钟，每日 2 ～ 3 次，1 剂药可用 3 日。

◎ 舒筋外洗方：伸筋草 15 克，当归 15 克，乳香 9 克，没药 10 克，海桐皮 15 克，透骨草 30 克，红花 30 克。水煎外洗患处，每日 2 ～ 3 次。适用于踝关节扭挫伤后期。关节疼痛，活动不利。局部有伤口，皮肤溃烂者禁用。（《古今特效单验方》）

◎ 伸筋草、透骨草各 15 克，五加皮、京三棱、蓬莪术、西秦艽、海桐皮各 12 克，川牛膝、川木瓜、草红花、苏木各 9 克。上述药物加水煮沸，趁热先熏蒸患处，候温再用药液洗患处。每次 20 ～ 40 分钟，每日 2 次，5 ～ 7 次为 1 个疗程。功效：活血通络。（《颈肩腰腿痛独特秘方绝招》）

◎ 红花、乳香、桃仁、莪术、牛膝各 10 克。用上述药物煎水，熏洗患侧踝部，并配合距小腿关节的活动，每日 1 ～ 2 次，每次 30 分钟。

■ 艾灸治踝扭伤

◎ 先取樟脑 40 克，生川乌、生草乌各 20 克，肉桂、丁香各 10 克。共研细末，以米醋调制药饼，放置在局部压痛点，上面覆盖一层纱布，再用熏灸器或艾条点燃熏灸，每次 40 分钟，每日 1～2 次。

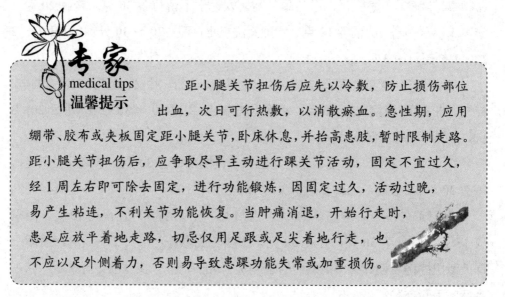

专家 medical tips 温馨提示

距小腿关节扭伤后应先以冷敷，防止损伤部位出血，次日可行热敷，以消散瘀血。急性期，应用绷带、胶布或夹板固定距小腿关节，卧床休息，并抬高患肢，暂时限制走路。距小腿关节扭伤后，应争取尽早主动进行踝关节活动，固定不宜过久，经 1 周左右即可除去固定，进行功能锻炼，因固定过久，活动过晚，易产生粘连，不利关节功能恢复。当肿痛消退，开始行走时，患足应放平着地走路，切忌仅用足跟或足尖着地行走，也不应以足外侧着力，否则易导致患踝功能失常或加重损伤。

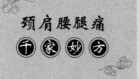
颈肩腰腿痛　千家妙方

跟 痛 症

足跟痛是指足跟部局限性疼痛，临床以足跟部疼痛为主症，往往久行和久立及受凉后加重，休息与得暖后减轻，好发生于中老年人。多因肝肾亏虚，筋骨萎软，复感风寒湿邪侵袭，或外伤，或劳损等所致。

■ 活血化瘀治跟痛症

◎ 当归 10 克，川芎 10 克，生地黄 10 克，白芍 10 克，桃仁 6 克，红花 6 克，鸡血藤 12 克，苏木 12 克。水煎服，每日 1 剂。功效：活血祛瘀，舒筋壮骨。

◎ 骨碎补、山甲珠（代）、川续断、桃仁、红花、川楝子、土鳖虫、甘草各 30 克，蜈蚣 30 条。跟骨刺加川牛膝，随证加减。以上药物共研细末，每次 5 克，每日 2～3 次口服。（《黑龙江中医药》1997 年第 4 期）

■ 化骨健步酒治足跟痛

◎ 炒杜仲、怀牛膝、当归尾、醋延胡索、红花、威灵仙、玄参各 30 克，甲珠（代）15 克，木瓜 15 克，鸡血藤 30 克，烧酒 1500 毫升。将中药入烧酒中浸泡 1 周后，每次 1 盅，每日 2 次饮用，屡治屡验。（《新中医》1991 年第 2 期）

■ 除痹通络汤治跟痛症

◎ 制川乌 15 克，石南藤、白芷各 30 克，桃仁 12 克，川芎 15 克，全蝎（另包研细末冲服）10 克，乌梢蛇 20 克，伸筋草 30 克，五加皮 15 克，巴戟天 12 克，仙茅 10 克。

[加减] 寒邪重者加附片、桂枝各 10 克；转筋加木瓜 15 克，甘草 40 克；伴麻木者加熟地黄 15 克，当归 12 克，何首乌 15 克；胀痛加薏苡仁 40 克，延胡索 12 克，泽泻 15 克；口渴加知母 10 克，花粉 12 克。水煎，分 2 次服，每日 1 剂，2 周为 1 个疗程。功效：祛风湿、通经络、益肝肾、除痹痛。

■ 祛风蠲痹汤治足跟痛

◎ 黄芪 30 克，补骨脂 15 克，附子 15 克，细辛 10 克，当归 30 克，白芍

30 克，桃仁 15 克，红花 10 克，川芎 15 克，川牛膝 15 克，独活 15 克，虎杖 15 克，炒地龙 15 克。每日 1 剂，将头煎与二煎的药汁共 300 毫升混合，分早、晚各温服一半。功效：祛风活血、蠲痹通络。

■ 强骨汤治老年人跟痛症

◎ 强骨汤：熟地黄、山茱萸、桑寄生、木瓜各 12 克，山药 25 克，牛膝 9 克，白芍 25 克，甘草 10 克。上方每日 1 剂，加水煎煮 2 次混合，分 2 次服用。适用于老年人足跟痛。(《河南中医》1989 年第 3 期)

■ 跟痛汤足跟骨刺痛

◎ 熟地黄 30 克，木瓜 18 克，薏苡仁、牛膝各 15 克，当归、川芎、五加皮各 12 克，木通、穿山甲（代）各 10 克。将上药加水煎煮 2 次，取药汁混合，分 2 次饮服，每日 1 剂，2 周 1 个疗程。服药期间不加理疗、针灸等。偏肾阴虚者加生地黄、龟甲；偏肾阳虚者加肉桂、山茱萸；偏血虚者加丹参、阿胶；损伤引起者加苏木、续断；兼风湿者加羌活、防风、威灵仙。适用于足跟骨刺。(《百病奇效良方妙法精选》)

■ 补益肝肾治足跟痛

◎ 独活寄生汤：独活 9 克，桑寄生 6 克，杜仲 6 克，牛膝 6 克，细辛 6 克，秦艽 6 克，茯苓 6 克，肉桂 6 克，防风 6 克，川芎 6 克，人参 6 克，甘草 6 克，当归 6 克，芍药 6 克，干地黄 6 克。水煎，每日 1 剂，分 2 次服。功效：祛风湿、益肝肾、补气血、止痹痛。

◎ 益肾活血汤：熟地黄 25 克，山药 12 克，怀牛膝 10 克，山茱萸 12 克，牡丹皮 10 克，枸杞子 12 克，川芎 9 克，独活 10 克，桃仁 10 克，海桐皮 12 克，菟丝子 12 克。加减：肾阴虚者加女贞子 12 克，龟甲 10 克；肾阳虚者加制附子 4 克，补骨脂 10 克。上方头煎加水 500 毫升，煎至 200 毫升；二煎药渣加水 300 毫升，煎至 150 毫升。两煎混合，早、晚分服。功效：补益肝肾、活血通络。

◎ 熟地黄 15 克，淮山药 12 克，山茱萸 9 克，枸杞子 12 克，杜仲 12 克，菟丝子 12 克，肉桂（后下）4.5 克，当归 12 克，制附子（先煎）9 克，鹿角胶（烊，冲）9 克，怀牛膝 12 克，煎服。适用于肾气虚弱，气血不足所致的产后腰痛、足跟痛。

■ 缓急止痛治跟痛症

◎ 芍药甘草汤：生白芍、炒白芍各 30 克，炒赤芍 30 克，生甘草、炙甘草各 30 克。证情重者加玄胡 30 克；舌质有瘀者加川牛膝 30 克；舌苔白腻有湿者加木瓜 30 克；年龄大，体弱者加生地黄、熟地黄各 15 克。上药加水适量，煎熬 3 次，共取药液约 1000 毫升，兑匀后分 4 次一昼夜温服完。（《河南中医》1992 年第 3 期）

◎ 白芍 30 克，威灵仙、当归、木瓜各 15 克，五加皮、甘草各 6 克，水煎服，每日 1 剂。（陈平验方）

■ 中药熏洗治跟痛症

◎ 威灵仙 90 克。水醋各半，水煎烫洗患侧足跟。

◎ 夏枯草 50 克，食醋 1000 毫升备用。将草放入醋中浸泡 1 ～ 2 小时，然后煮沸 15 分钟，倒入盆内先熏患处，待稍冷后，把脚跟浸入药液中 1 ～ 2 小时，每晚 1 次，每剂可用 2 日，6 ～ 8 日即愈。

◎ 用陈醋 1000 毫升，加热至足可浸入的温度。每日浸 50 ～ 60 分钟。醋温下降后应再次加热，一般浸 10 ~ 15 日，足跟痛开始逐渐减轻，连续浸 1 ~ 2 个月，可望恢复。

◎ 制川乌、制草乌、宣木瓜、藏红花各 30 克。上药加水适量煎煮 30 分钟。趁热先薰后洗，最后浸泡。每日 1 剂，用 2 ~ 3 次。具有温经散寒，化瘀止痛之功效，用于风寒阻络和气血瘀阻型足跟痛。（《中医外治方药手册》）

◎ 透骨草、鸡血藤各 30 克，荆芥、威灵仙、牛膝、白芷各 15 克。水煎熏洗。每日 1 次，1 剂用 3 日。功效：温经通络，化瘀消散。适用于足跟骨刺，疼痛不能久立，无红肿。

◎ 白芷、白术、防风各 10 克，醋 100 毫升。水煎熏洗。功效：祛风活络止痛，适用于跟骨骨刺。

◎ 威灵仙 100 克，川乌、草乌各 30 克，红花 20 克，天南星 30 克，穿山甲 10 克，皂角刺 30 克，细辛 15 克，苍耳子 30 克。上药加入老陈醋 1500 毫升，浸泡 1 周后使用。先将醋倒入盆内，加温至 60℃ 左右，将患足放入盆内浸泡 1 小时，每日 2 次。用后仍将醋倒回盆内继续浸泡。醋量减少，应予补充。功效：祛风除湿，散寒止痛。适用于寒湿痹阻之足跟痛。（《实用中医风湿病学》）

◎ 艾叶、蛇床子 30 克，川牛膝 30 克，硫黄 15 克。加水 2500 毫升煎沸后熏泡患足，每次半小时，早、晚各 1 次。然后除去足跟部角质老化的皮肤，再将五灵脂 0.3 克，置于麝香壮骨膏中心点上，贴在压痛点最明显处，2 日 1 换。

◎ 防风、防己、独活、牛膝、木瓜、威灵仙、莪术、桃仁各 12 克。将上述药物煎水，以旺火将其煮沸 10 分钟，揭盖将患足跟部置于罐口上方，使蒸汽持续熏蒸足跟部，同时以手反复推、捏、揉、按患足跟部，至足跟部皮肤潮红后，停止熏蒸，再以药渣冲水继续浸泡患足，持续揉捏足跟部。

◎ 威灵仙 60 克，乌梅、石菖蒲各 30 克，艾叶、独活、羌活、蜀羊泉各 20 克，红花 15 克。上药用食醋 500 毫升浸泡片刻，再加清水 2500 毫升煎煮，沸后倒入小盆中，趁热以布盖足熏之，至药水不烫手时，再将足跟浸泡 30 分钟，拭干后以拇指用力按摩患处 1 分钟。每日 1 次，每剂可连用 8 次。功效：祛湿散寒、温经通络。适用于跟骨骨刺。(《安徽中医学院学报》1982 年第 1 期)

◎ 透骨草、路路通、寻骨风各 30 克，三棱、苍术、独活各 20 克，细辛、生川乌、生草乌各 15 克。将上药装入纱布袋内，置水中煮沸 30 分钟后，倒入盆中，将患足置于药液上熏蒸。为防蒸气外散，上面可盖以布巾。待药液温度降至约 50℃时，再将患足置于盆中浸洗，并用手不停地搓揉 30 分钟。每日熏洗 2 次，每剂药可用 2 日。功效：温经活血止痛。适用于跟骨骨刺、跟骨结节滑囊炎、跟部脂肪垫炎、跖腱膜炎等所致足痛症。(《江苏中医》1988 年第 10 期)

◎ 透骨草 12 克，红花、白芷、伸筋草各 6 克，五加皮、川芎、海桐皮、鸡血藤、赤芍各 9 克。上药放入锅内，加满水煮沸，取药液先熏后洗。待药液温热时泡洗足跟部。每日 1 ～ 2 次，每次 10 ～ 15 分钟。功效：祛风驱湿，舒筋活络。适用于跟骨骨质增生、劳损、肾虚、湿热等所致足跟痛。(武汉市第四医院. 医学资料选编，1983)

◎ 大黄、黄柏、威灵仙、独活、牛膝、透骨草各 30 克，芒硝 50 克，山西陈醋或保宁醋 250 毫升。将上前 6 味药物用纱布包好，加冷水约 3000 毫升，煎沸 30 分钟后取出药包，把药液倒入盆内，加入芒硝、醋，搅匀。先以热气熏蒸，再用毛巾蘸药液热敷痛处，待液温降至 50 ～ 60℃时，将患足放入盆内浸洗。若药液变凉可加热再洗。每次洗约 1 小时，每日 1 ～ 2 次。次日，仍用原药液加热后熏洗。冬天 1 剂可用 5 ～ 6 日，春、秋可用 3 ～ 4 日，夏天则只可用 2 日。功效：活血祛瘀、软坚散结、除湿通络、消炎退肿。适用跟骨骨质增生等所致足跟痛症。(《中国骨伤》1991 年第 2 期)

◎ 威灵消痛散：威灵仙 90 克，防风、当归、土鳖虫、川续断、狗脊各 45 克，乳香、没药、五灵脂各 30 克，上药共研成粗末。每次取药末 135 克，加陈醋 1500 毫升浸泡半日，煎至药液 1000 毫升左右。局部先用温水洗净，再用药液熏洗、浸泡，每次 1 小时，每日 1 次。次日药液加温再洗，连用 5 日后弃去。若药液因煎熬加温而耗损，不够浸泡足跟者，可续加陈醋适量。本法 1 个月为 1 个疗程，间隔 10 日后再行下 1 个疗程。1 ～ 3 个疗程后停药观察，统计疗效。治疗期间不配用任何内服药。（《四川中医》1994 年第 10 期）

■ 鞋垫法治跟痛症

◎ 当归 20 克，川芎、乳香、栀子各 15 克。上述药物研末，撒入棉纱布间，缝制成合适的鞋垫数只，每日 1 只鞋垫，交替使用，1 个月为 1 个疗程。功效：活血止痛。适用于血瘀型足跟痛。（《中国中医骨伤科杂志》1988 年第 3 期）

◎ 川芎 45 克。上药研细面，分装在用薄布缝制的布袋内，每袋装 15 克左右。将药袋放在鞋里，直接与痛处接触，每次用药 1 袋，每日换药 1 次，3 个药袋交替使用，换下的药袋晒干后仍可使用。一般 7 日后即可收效，20 日后疼痛消失。功效：活血行气，祛风止痛。适用于跟骨骨刺。（《四川中医》1989 年第 3 期）

◎ 芥末 3 ～ 5 克，川芎粉 30 克。将川芎研成极细末，加入芥末，装入布袋内，把小布袋垫入鞋内。每周更换 1 次，1 个月为 1 个疗程。功能温阳，活血，止痛。

◎ 当归、威灵仙各 30 克，川芎、乳香、没药、栀子各 15 克。诸药烘干研为极细末，每次取 15 克药末装入缝好的小布袋内（布袋大小与足跟大小略同），放入足后跟疼痛处，然后再穿好袜子。隔日换药 1 次，1 周为 1 个疗程，有活血、消肿止痛作用。

◎ 乳香、没药、桃仁、红花、牛膝、地龙、杜仲各 2 克。准备棉纱布，自制 5 厘米 ×5 厘米大小的纱袋，将上述药物与适量冰片共研粉末，装入备好的纱布袋内，垫于患足的足跟部位，以活血消瘀、行气散结，达到止痛的目的。

◎ 消瘀止痛散：当归 20 克，川芎、乳香、没药、栀子各 15 克。共研细末备用。外用，取药粉适量放在白纸上，药粉面积根据足跟大小，厚约 0.5 厘米，然后放在热水杯上加温加压后使药末成片状，置患足跟或将药粉装入布袋内置患处，穿好袜子。功效：消瘀止痛。适用于跟骨骨刺。（《中国中医骨伤科杂志》1988年第 3 期）

■ 川乌散外敷治足跟骨刺痛

◎ 川乌 30 克（以生者为优），白酒适量。将川乌研细末加白酒调成糊状，晚上睡觉前用温水将脚洗净，把药平摊足跟疼痛处，外以塑料纸包好，此为一足跟用量。一般连续用药 2～3 次，每次用药 1 整天，疼痛即可消失。但此方重在止痛，病去即止，不可久用。适用于足跟骨刺疼痛。（《山东中医杂志》1987 年第 6 期）

■ 草川散外敷治足跟痛

◎ 制草乌、川芎各 50 克。共研细粉，混合后，放置瓶内备用。每晚睡前用白酒调上药粉 10 克（大约 1 汤匙）成糊状（以不稀，不流出为度），均匀摊在纱布上贴痛处。每日 1 次，15 日为 1 个疗程。功效：活血通络。适用于足跟痛。（《陕西中医》1987 年第 4 期）

■ 仙人掌外敷治足跟痛

◎ 先将仙人掌两面的毛刺用刀刮去，然后剖成两半，用剖开的一面敷于足跟部疼痛处，外用胶布固定，敷 12 小时后再换半片。冬天可将剖开的一面放在热锅内烘 3 ～ 4 分钟，待烘热后敷于患处，一般于晚上敷贴。在治疗期间穿布底鞋为宜，适当活动，使气血经脉畅通。功效：行气活血，消肿止痛。适用于足跟痛。（《陕西中医》1987 年第 8 期）

■ 草药外敷治足跟痛

◎ 鲜苍耳草叶、鲜夏枯草各等量，共捣烂敷患处，每日 1 次。

◎ 鲜川楝叶 50 克，红糖适量。将楝叶与红糖混合捣绒成膏状，每晚外敷足跟，天明去药或 24 小时更换 1 次，连续外敷 2 ～ 3 次。冬季无楝叶时，可取楝树内层皮和红糖捣敷，疗效更佳。功效：益气活血止痛。适用于足跟痛。（《当代中医外治精华》）

◎ 透骨草、老鹳草、寻骨风、青蒿、独活、乳香、没药、血竭各 20 克，上药加水煎煮后过滤药液，趁热浸泡患足跟部，每日 2 次，每次 20 分钟。10 日为 1 个疗程。

■ 治足跟骨刺痛外敷精选方

◎ 川乌、草乌、独活、红花、桃仁、威灵仙、樟脑各 30 克，当归尾、生大黄、细辛各 20 克，白芥子 50 克。共研细末，取适量以醋调，摊于纱布上，用患足跟部踩擦压摩。每次 10 分钟，每日数次，1 个月为 1 个疗程。功效：活血化瘀，温经止痛。适用于各型跟骨骨刺。（《常见病简易疗法手册》）

◎ 当归 20 克，川芎 15 克，乳香 15 克，没药 15 克，栀子 15 克。上药共研成细末备用。将药粉放在白纸上，药粉面积按足跟大小，厚约 0.5 厘米，然后放在热水杯上加温加压后药粉呈片状再放在患足跟，或将药粉装入布袋内放

于患处,穿好袜子。功效:活血通络。适用于跟骨骨刺。(《中国中医骨伤科杂志》1988年第3期)

◎ 三生散：生天南星、生半夏、生草乌各等量。共研细末,过筛储瓶密封备用。外用,取三生散适量,用鸡蛋清调成糊状敷患处,每日换药2次,需卧床休息。或用黑膏药(如鱼石脂、金不换膏药、狗皮膏药、凡士林等)在火上烤化,掺入1.5～2.0克三生散于膏药内调匀,趁热贴患处,外加绷带或胶布固定,穿好鞋袜即可行走。每5～7日换药1次,此法较常用。功效：温化寒痰,燥湿散结。适用于足跟痛。(《新中医》1987年第10期)

◎ 跟骨骨刺散:姜黄12克,赤芍12克,穿山甲(代)6克,栀子12克,白芷12克,冰片3克。上药共研细末,储瓶备用。外用,取本散适量,用醋调成糊状,敷于患处,外用塑料薄膜包扎固定。夜敷日除,药干加醋润之,每料可连敷3夜,1个月为1个疗程。功效:活血,软坚,止痛。适用于跟骨骨刺。(《广西中医药》1985年第6期)

◎ 生川乌、生天南星、生半夏、细辛各等份。共研细末,用鸡蛋清调敷患处,每日更换1次；亦可将药粉掺入凡士林或烘软的黑膏药中混匀,趁热敷患处,包扎固定,3～5日更换1次。

■ 浸渍法治骨质增生之足跟痛

◎ 米醋1000毫升,加热后趁热浸泡患足跟部,每日2次,每次30分钟。一般选择两份交替进行,以保持一定的温度。10日为1个疗程。

◎ 透骨草、老鹳草、寻骨风、青蒿、独活、乳香、没药、血竭各20克,上药加水煎煮后过滤药液,趁热浸泡患足跟部,每日2次,每次20分钟。10日为1个疗程。

◎ 艾叶、蛇床子、川牛膝各 30 克，硫黄 15 克。上药加水煎煮后过滤药液，趁热浸泡患足跟部，每日 2 次，每次 20 分钟。10 日为 1 个疗程。

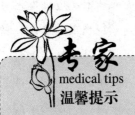
专家
medical tips
温馨提示

　　足跟痛患者宜穿平跟软底鞋，尽量减少站立及行走时间，走路要注意安全，避免足部受伤，导致病痛加重。跟痛剧烈者，可配制海绵鞋垫，或在鞋垫接触足跟痛点处，将鞋垫挖一圆洞，以减少站立、行走承重时对局部的压力和摩擦，可缓解症状，利于跟痛康复。

第五章

全身性疾病与肢节疼痛

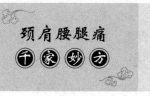

风湿性关节炎

　　风湿性关节炎是一种以关节、肌肉肿痛麻木及发热为特点的变态反应性疾病，是风湿热的主要表现之一。急性期多发生于青少年，慢性期多见于青壮年。临床呈游走性的关节红肿热痛等炎症为主要表现，病情具有渐进性和反复性特点，除累及关节外，尚可侵犯心脏、皮肤、浆膜、血管及脑等组织器官。属中医学的"痹证"和"发热"范畴。临床常见证候有风湿热痹和风寒湿痹，并可因体质差异和病邪性质偏盛出现不同表现，而有"行痹""痛痹""着痹""热痹"等各种证候类型。

■ 单味中药治风湿性关节炎

　　◎ 老鹳草30克。水煎服。功效：活血通络。（《浙江中医杂志》1983年第12期）

　　◎ 葛根30克。水煎服，每日1剂，2次分服，15日为1个疗程。

　　◎ 生地黄30克。水煎服，每日1剂，2次分服，15日为1个疗程。药理研究表明：本品有类似于肾上腺皮质激素样作用。

◎ 桑枝 30 克。水煎服，每日 1 剂，2 次分服。1 个月为 1 个疗程。

◎ 扁豆根（即白扁豆）30 克。水煎服。可以治疗风湿关节痛，肢体麻木不仁。

◎ 芝麻叶 30 克。洗净，水煎服。常服此方，可治慢性风湿性关节炎所致的关节疼痛，并可以预防复发。

◎ 豨莶草 30 克。水煎服。治各种风湿相搏，四肢足膝麻痹及疼痛等证。每日 1 剂。

◎ 苍耳子 90 克。水煎服。治一切风寒痹证四肢酸痛者。每日 1 剂，分 2 次服。

◎ 花椒饮：花椒 60 克。将花椒炒焦研末。每次服 3 克，每日 3 次，用米汤送服。功效：祛风散寒。本方适用于风湿寒型关节炎患者。一般表现为：关节肿胀，不红不热，或酸多痛少，或痛势剧烈，得热痛减，遇寒痛甚，屈伸不利，可伴有食少便溏，舌淡苔白。（《家庭常见病妙用小处方》）

■ 祛风除湿治风湿性关节炎

◎ 豨莶草、臭梧桐各 15 克。水煎服。

◎ 豨莶草、白术、薏苡仁各 15 克，威灵仙 12 克。水煎服。

◎ 虎杖、红糖各 100 克。水煎服。功效：祛湿通络。

◎ 豨莶草、桂枝、白茄根各 15 克。水煎服，每日 1～2 剂。功效：通络利湿。（《浙江中医杂志》1983 年第 12 期）

◎ 木瓜、豨莶草各 15 克，鸡血藤 20 克。水煎服。功效：利湿通络。

◎ 防己、秦艽各 10 克，桑枝 30 克，威灵仙 15 克。水煎服。功效：祛风通络除湿。

◎ 盐苍术 15 克，酒黄柏 15 克。水煎服。功效：清热祛湿。本方可以治疗各种湿痹、热痹。症见足膝腰背四肢酸痛等证。每日 1 剂，饭前空腹内服，

每日 2 次。(《经验单方汇编》)

◎ 松子 10 克，当归 6 克，桂枝 6 克，羌活 6 克，黄酒 100 毫升。将松子、当归、桂枝和羌活，共入锅中，加清水 100 毫升，黄酒 100 毫升，煮沸后再煮 20 分钟即成。每日 1 剂，分 2 次服用。

◎ 片姜黄、当归、赤芍、防风、黄芪、附子、独活各 10 克，羌活、桂枝各 6 克，桑枝、威灵仙各 15 克，鸡血藤 30 克，甘草 5 克。每日 1 剂，中火煎取汁 400 毫升，分早、晚 2 次，饭后 1 小时温服。功效：祛风散寒除湿，通络宣痹止痛。

◎ 淫羊藿 30 克，白术 30 ～ 60 克，薏苡仁 30 ～ 60 克，威灵仙 20 克，鸡血藤 20 克。每日 1 剂，水煎分早、晚 2 次饭前服。10 日为 1 个疗程。功效：温阳健脾，祛风燥湿，舒筋活络。

[加减] 下肢关节痛加牛膝 10 克；上肢关节痛加桑枝 15 克；四肢关节痛两药同加。风寒重加川乌 6 克（先煎 30 分钟），麻黄 6 克；风热重加生石膏 20 克，知母 15 克，黄柏 10 克。四肢关节肿痛严重，屈伸不利者属顽痹，本方加全蝎 6 克，蜈蚣 2 条，炮山甲（代）6 克，乌蛇 20 克，蜂房 20 克，秦艽 20 克，当归 20 克，前 3 味研粉分 2 次服。

[注意] 治疗期间忌用其他药物。(《四川中医》1994 年第 2 期)

◎ 羌桂防己地黄汤：木防己 15 克，生地黄 15 克，桂枝 9 克，防风 9 克，甘草 9 克，羌活 30 克，蒲公英 30 克。水煎服，连服 2 ～ 4 周。活动期风湿性关节炎。(《实用单验方精选》)

■ 清热通络治风湿性关节炎

◎ 生黄芪 60 克，金银花 30 克，木瓜 15 克，川牛膝 15 克，远志 15 克，桂枝 5 克。水煎服。(《家用秘单验方》)

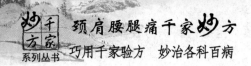

◎ 清痹汤：忍冬藤 60 克，青风藤 60 克，络石藤 18 克，败酱草 30 克，土茯苓 21 克，老鹳草 30 克，丹参 30 克组成。每日 1 剂，水煎，饭后分服。适用于湿热型风湿性关节炎。（娄多峰验方）

◎ 风湿合剂：川桂枝 5 克，生赤芍、知母、龙胆草、防风、防己、生甘草、羌活、独活、雷公藤各 10 克，鹿衔草 20 克，生石膏、忍冬藤各 30 克。取自来水 1250 毫升，先将雷公藤煎 40 分钟，再加入生石膏煮沸，然后将余药下锅合煎浓缩至 500 毫升，灌入经消毒灭菌处理的瓶内。服法：早、晚饭后 20 分钟各服 250 毫升（冬季加温后服用）。5 日为 1 个疗程，一般连服 1 ～ 2 个疗程。功效：清热解毒，利湿通痹。

◎ 风湿定痛汤：金银花 30 克，蒲公英 20 克，连翘 15 克，五加皮 12 克，防己 12 克，寻骨风 30 克，当归 12 克，丹参 20 克，桃仁 10 克，红花 10 克，黄芪 20 克，茯苓皮 30 克，血竭 6 克，延胡索 10 克，川牛膝 15 克，全蝎 10 克，蜈蚣 3 条。水煎服，每日 1 剂，分 2 次服。功效：清热解毒，利湿通络，益气升阳，化瘀止痛。适用于风湿性关节炎急性发作期。（《当代难治病荟萃》）

◎ 薏苡仁、滑石各 30 克，桑枝、赤茯苓各 15 克，黄芩、忍冬藤各 12 克，木通 10 克，甘草 5 克。水煎服。

◎ 忍冬藤 30 克，大血藤、茯苓皮各 15 克，钩藤、白鲜皮、海桐皮各 12 克，海风藤、络石藤、合欢皮、紫荆皮各 9 克。水煎服。

■ 温经散寒治风湿性关节炎

◎ 川乌头 15 克（先煎），汉防己 12 克，酒炒当归 10 克。水煎服。功效：温经活血止痛。（《光明中医》1989 年第 1 期）

◎ 蠲痹汤：羌活 6 克，独活 6 克，肉桂 1.5 克，秦艽 9 克，当归 9 克，川芎 6 克，甘草 3 克，桑枝 9 克，海风藤 9 克，乳香 6 克，木香 6 克。水煎服。每日 1 剂，每日 2 次。祛风除湿，散寒通络。（清·程国彭．医学心悟）

◎ 蠲痹汤加减：姜黄、当归、赤芍、防风、黄芪、附子、独活各 10 克，羌活、桂枝各 6 克，桑枝、威灵仙各 15 克，鸡血藤 30 克，甘草 5 克。水煎服，每日 1 剂。用以治疗寒湿型风湿性关节痛。（《陕西中医》1996 年第 2 期）

◎ 通痹汤：钻地风 30 克，防风、当归各 12 克，熟地黄、薏苡仁、鸡血藤各 15 克，桂枝、全蝎各 9 克，制乳香、制没药、生甘草各 6 克。每日 1 剂，水煎服。（《时珍国药研究》1992 年第 2 期）

◎ 桂枝、赤芍药、秦艽各 10 克，知母 6 克，桑枝 20 克，忍冬藤 30 克，威灵仙 12 克。水煎服，每日 1 剂。

◎ 桂芍祛风汤：桂枝 15 ～ 20 克，白芍 15 克，赤芍 25 克，防风 15 克，牛膝 30 克，鸡血藤 30 克，当归 20 克。水煎服。活动期风湿性关节炎。（《实用单验方精选》）

◎ 温经通络汤：桂枝 20 克，鸡血藤 20 克，制川乌 15 克，附子 15 克，白芍 12 克，当归 12 克，黄芪 12 克，防风 9 克，炙甘草 6 克。水煎服。慢性风湿性关节炎。（《实用单验方精选》）

◎ 桂枝、附子（先煎）、白术、羌活、独活、白芍、党参、生姜各 9 克，茯苓 12 克，甘草 6 克，大枣 5 枚。水煎服。功效：温经通络，风寒湿痹。（赵金铎经验方）

◎ 牛膝 30 克，海龙、田三七各 20 克，制马钱子 10 克。共研细末，每次 1 克，每日 2 次，开水送服，老年人酌减，儿童、孕妇忌服。

■ 活血化瘀治风湿性关节炎

◎ 玫瑰花 10 克，红花、当归各 6 克，水煎去渣，用热黄酒冲服。

◎ 鸡血藤 50 克，五加皮、威灵仙各 25 克。水煎服。功效：祛湿通络。

◎ 全蝎 25 克，蜈蚣 3 条，红花 16 克。上药共研细末，每次 3 克，每日 2 次，开水冲服。功效：活血通络。

◎ 忍冬藤 30 克，乳香、没药、当归各 20 克，地龙 25 克，蜈蚣 10 克，防己、薏苡仁各 15 克。每日 1 剂，黄酒送服。（《黑龙江中医药》1993 年第 3 期）

◎ 地龙鸡血藤汤：地龙 40 克，鸡血藤 30 克，白芍 20 克，络石藤、忍冬藤各 15 克，穿山甲（代）、当归、天麻、威灵仙、防风、桑枝、桂枝、川乌各 10 克，甘草 6 克。每日 1 剂，水煎取汁分次温服。10 日为 1 个疗程。功效：温经散寒，活血通络。

◎ 虎蛇千灵汤：虎杖 12 克，乌梢蛇 12 克，千年健 12 克，威灵仙 12 克，蚕沙 30 克，薏苡仁 30 克，鸡血藤 30 克，海风藤 15 克，青风藤 15 克，豨莶草 15 克，苍术 10 克，甘草 3 克。上药加水煎服，每日 1 剂，早、晚 2 次分服。功效：祛风除湿，通络止痛。

[加减] 年少及老年体弱者药量酌减，再根据病变部位，夹杂症状酌情加减，痛苦者加服阿司匹林肠溶片 0.9 克，每日 3 次。（《陕西中医》1996 年第 5 期）

◎ 姜黄蠲痹汤：姜黄 10 克，当归 10 克，赤芍 10 克，防风 10 克，黄芪 10 克，附子 10 克，独活 10 克，羌活 6 克，桂枝 6 克，桑枝 15 克，威灵仙 15 克，鸡血藤 30 克，甘草 5 克。上药加水煎服，每日 1 剂，中火煎取 400 毫升液，早、晚各 200 毫升，于饭后 30 ～ 60 分钟口服，伴内热口苦，舌苔黄者加黄芩。功效：祛风除湿，益气活血，散寒温经。（《陕西中医》1996 年第 2 期）

◎ 通络疗痹汤：巴戟天 25 克，山药 25 克，神曲 20 克，狗脊 20 克，何首乌 20 克，桑寄生 20 克，女贞子 15 克，枸杞子 15 克，菟丝子 25 克。共为细面，装入 0 号胶囊或袋装粉剂。胶囊剂每服 4 ～ 6 粒，粉剂每服 5 克，每日服 3 次，饭后服。功效：疏通经络，驱除外邪。(《河南中医药学刊》1996 年第 11 期)

■ 养血益气治风湿性关节炎

◎ 白芍 18 克，甘草 9 克。水煎服。功效：酸甘化阴，通络止痛。(《四川中医》1982 年第 2 期)

◎ 杜仲桑豆松节汤：松节 4.5 克，萆薢 9 克，桑枝 9 克，狗脊 9 克，杜仲 9 克，牛膝 12 克，桑寄生 9 克，白蒺藜 9 克，黑豆（炒）9 克，珍珠母 12 克。水煎服。(《蒲辅周医疗经验》)

◎ 炙黄芪、当归各 15 克，赤芍、防风各 12 克，姜黄、羌活、制附片各 10 克，甘草 5 克，生姜 3 片，大枣 3 枚，水煎服。(康鼎尧验方)

◎ 黄芪 15 克，当归 13 克，制川乌（先煎）、制草乌（先煎）、制乳香、制没药、乌梢蛇、寻骨风、威灵仙、桃仁各 10 克，制附片 6 克，水煎服。(袁有富验方)

◎ 猪骨髓 2 条，威灵仙 15 克，川羌活 15 克。先将猪骨髓煎后，再加威灵仙、川羌。连服 5 剂。(《家用秘单验方》)

■ 药酒内服治风湿性关节炎

◎ 金银花 60 克，桂枝、红花、延胡索各 30 克，白酒 50 毫升。混合浸泡 15 日，去渣，每日服 5 毫升。功效：清热活血，通络止痛。(《浙江中医杂志》1983 年第 12 期)

◎ 川乌、草乌、何首乌、乌梅各 20 克。共为粗末，白酒 500 毫升，浸泡 2 周，

每次服 5 毫升，每日 3 次。功效：温经止痛。（《吉林中医药》1988 年第 3 期）

◎ 木瓜 100 克，白酒 1000 毫升。上药共泡 7 日后饮用，每次 25 毫升，每日 2 次。功效：利湿通络。

◎ 蜂房 6 个，白酒 1000 毫升。共泡 7 日后饮药酒，每日 2 次，每次 30 ～ 60 毫升。功效：温经通络。

◎ 牛膝 120 克，木瓜 120 克，白酒 500 毫升。上药共泡 5 日后饮药酒，每日 2 次，每次 10 毫升。功效：祛湿通络，温经散寒。

◎ 黄花菜酒：黄花菜（连根）45 克，黄酒 50 毫升。黄花菜洗净，加水适量煮熟后去渣取汁，冲入黄酒即可。每日 2 次，连服数日。

◎ 抗风湿酒：川乌 15 克，草乌 15 克，乌梅 15 克，红花 15 克，川牛膝 15 克，银花藤 30 克，甘草 15 克，白糖 200 克，白酒 700 毫升。先将白酒倒入密封的广口容器内，加白糖搅拌使之溶解后，将上述诸药放入容器内，浸 15 日过滤备用。每次服 10 毫升，每日 2 次。[《百病良方》第二集（增订本）]

◎ 木防己酒：木防己 1 份，普通白酒 10 份，浸泡 60 日即可饮用，每次 10 ～ 20 毫升，每日服 2 ～ 3 次，10 日为 1 个疗程。（《山东中医杂志》1987 年第 6 期）

◎ 高粱酒 1500 毫升，浸泡枸杞子、杜仲、五加皮各 30 克，1 周后每晚临睡时饮用 25 毫升。

◎ 金毛狗 20 克，千年健 20 克，地枫 20 克，冰糖（捣碎）250 克。三种药和冰糖一起用 500 毫升白酒浸泡 7 日，每日早、晚各服 1 次，每次 25 毫升左右。连服 5 剂即愈。

◎ 清防酒：青风藤 90 克，防己 30 克。药切碎入 250 毫升白酒内，浸 7 日后，每日服 3 次，每次 1 杯。适应于风湿痹痛，湿邪偏重，腰膝重痛，关节不利，

筋脉拘挛或关节肿大。(《普济方》)

◎ 樱桃 50 克、泡酒 500 毫升。半个月后可饮用,每次服 10 毫升,每日饮 2 次。可治风湿腰腿疼痛。

◎ 黄花菜根 50 克、黄酒 50 毫升,将黄花菜根水煎去渣,冲黄酒内服。每日 2 次,连服数日。适用于热痹。

◎ 乌梢蛇、眼镜蛇或蝮蛇 1 条,用高粱酒或烧酒 500 ～ 1000 毫升浸泡 2 周备用(浸泡时间越长越好),每次饮 10 ～ 20 毫升,每日可饮 2 次。尤适宜于风痹。

◎ 辣椒 12 克,泡酒 500 毫升。半个月后可用,内服每次 15 毫升或初服 5 毫升,渐增至 15 毫升,不得超过 15 毫升,每日服 2 次。

■ 药物外敷治风湿性关节炎

◎ 桃仁、白芥子各 6 克。研末,以鸡蛋清调成糊状,敷于关节疼痛部位。功效:祛瘀止痛。

◎ 白芥子、延胡索各 30 克,甘遂、细辛各 15 克,麝香 1 克。共为细末,姜汁调如糊状,敷患处,每日换 1 次。功效:通络止痛。(《新中医》1987 年第 7 期)

◎ 生姜 500 克,葱籽 250 克。上药共捣烂,炒热外敷痛处。功效:温经通络。

◎ 辣椒粉、醋各适量。以上 2 味调匀成糊状,敷于患处。功效:温中散寒,散瘀止痛。

◎ 陈醋 1000 毫升,葱白 50 克。先将陈醋加热煎至减半,再加入切碎的葱白,再煮两沸,过滤后消毒纱布蘸药液并趁热裹于患处,每日 2 次。功效:通络,止痛,消肿。此方可以治疗急性关节炎肿痛。(《偏方大全》)

◎ 连须葱白 500 克,生姜 500 克,食醋适量。先将连须葱白、生姜洗净,捣烂取汁，备用；再将食醋倒入锅中煮沸，倒入葱、姜汁，调匀成膏状，摊于厚布上，即成。贴于患处，有热感。功效：祛湿散寒，通络止痛。

◎ 鸽子粪 50 克，艾叶 50 克。上药用酒蒸热后，趁热外敷患处。功效：通络利湿。

◎ 红干辣椒 20 个，花椒 30 克。先将花椒加水 300 毫升，文火煎半小时后，入辣椒煮软取出，将辣椒去籽取皮贴于患处，共 3 层，并用煎汤熏蒸 1 小时。每晚 1 次。功效：散寒除湿，解痉止痛。（《中医杂志》1965 年第 10 期）

◎ 白芥子、陈醋各适量。将白芥子研为细末，用食醋调成糊状，摊于布上，贴敷患处。功效：祛湿通络。

◎ 白芥子 30 克，川芎、草乌各 20 克，蜈蚣 6 条。共研细末，以 4 枚鸡蛋的蛋清调匀成膏，敷贴患处，纱布固定，24 小时后取下。功效：止痛消肿。风湿性关节炎渗出明显、关节肿胀者。

◎ 鲜仙人掌 1 块。用刀削去外皮及刺，劈为两半，喷洒白酒，置火上烤热后外敷患处。功效：清热利湿止痛。风湿性关节炎见关节红肿热痛者。

◎ 生半夏 30 克，生栀仁 60 克，生大黄、黄柏各 15 克，桃仁、红花各 10 克。共研细末，用醋调敷患处。适用于湿热型风湿性关节炎。

◎ 生川乌、牛草乌、生半夏、生天南星各 5 克，肉桂、樟脑各 10 克。共研细末，用 40% 的酒精调敷患处。适用于寒湿型风湿性关节炎。

◎ 干姜 60 克，干辣椒 30 克，乌头 20 克，木瓜 25 克。加水 3000 毫升，煮 30～40 分钟，趁热熏患部，然后将药汁倒出，用干净毛巾蘸药汁热敷患部，每日早、晚各 1 次，5～10 日为 1 个疗程。适用于寒湿型风湿性关节炎。

◎ 川乌 10 克，草乌 10 克，茅苍术 10 克，当归 10 克，鸡血藤 6 克，独活 6 克，牛膝 10 克，木瓜 12 克，川芎 12 克，郁金 6 克，生香附 10 克，细辛 3 克。加水 3000 毫升，煮 30 ～ 40 分钟，趁热熏患部，然后将药汁倒出，用净毛巾蘸药汁热敷患部，每日早、晚各 1 次，5 ～ 10 日为 1 个疗程。适用于寒湿型风湿性关节炎。

◎ 花椒 10 克，辣椒 15 克，生姜 30 克，白酒 50 毫升。先将前三味混合压碎，用微火炒热，加入白酒再炒（勿令燃烧）。取出贴敷于痛处。再以菜叶或油纸包扎，绷带固定，隔日换药 1 次。（《中国民间疗法》）

◎ 干姜 50 克，苍术 10 克，当归 15 克。上药共为细末备用。用适量 95%酒精调敷患处，包扎固定，而后用白炽灯泡热烤 20 ～ 40 分钟，每日 1 次，7 ～ 14 日为 1 个疗程。（《江苏中医》1989 年第 4 期）

◎ 干红尖辣椒 25 个，花椒 30 克。先将花椒加水 300 毫升，文火煎 30 分钟，再入红辣椒，煮软取出，去籽。将辣椒皮撕开贴于患处，共 3 层，再以花椒水热敷加熏 1 小时左右，每晚 1 次，连用 7 日。（《偏方大全》）

◎ 干姜 60 克，干辣椒 30 克，乌头 20 克，木瓜 25 克。上药加水 2000 毫升，煎煮 30 ～ 40 分钟。将煎好的药液趁热熏患部，以后将药汁倒出，用干净毛巾蘸药汁热敷患部。如此反复 2 ～ 3 次，每日早、晚各 1 次。（《中药贴敷疗法》）

◎ 吴茱萸适量上药研成细末备用。根据疼痛部位大小，取药末适量以黄酒拌匀炒热，摊油纸上敷于痛处，用布包扎。药冷后再炒再敷。（《中国农村医学》1991 年第 10 期）

◎ 生川乌、生草乌、生天南星、生半夏各 15 克。上药共研细末炒热，用酒、蜜调和。趁热敷患处，适用于寒湿型风湿性关节炎。（《中药外贴治百病》）

◎ 威灵仙 10 克，鸡血藤 6 克，秦艽 8 克，花椒 6 克。将上述诸药共研细末，用生姜汁调匀，取黄豆大小，敷于风池、大椎、肾俞、合谷、内关、足三里等穴位处，覆盖清洁纱布，胶布固定，隔日 1 次，6 次为 1 个疗程。

◎ 苍术9克，黄柏10克，龙胆草3克，防己15克，羌活12克，桂枝9克，白芷10克，神曲适量。将上述诸药共研碎为末，装瓶备用。用时取药末6～12克，加烧酒少许制成药饼，敷贴于症状明显的关节等处之皮肤上，盖以纱布，胶布固定。每日1次，7次为1个疗程。（《骨伤科疾病外治法》）

◎ 苎麻根散：鲜苎麻根，洗净，捣成泥膏，敷局部红肿处，8～10小时去掉。本方系民间验方，经临床验证，疗效较好。（《南京中医学院学报》1988年第3期）

◎ 取生姜、葱白等量，切细，共捣烂，炒热。用布将其包起，熨敷患处，冷则更换。每日敷3次。可治风寒骨痛，患部关节冷痛等。

◎ 透骨草泥：透骨草60克将新鲜透骨草捣烂成泥状，敷于患处。（《中国民间小单方》）

◎ 草乌60克，生姜60克，白芷30克，天南星30克，肉桂（不见火）2克，赤芍30克。共研细末，开水调匀，敷患部。（《家用秘单验方》）

◎ 老姜、香油、川椒3味捣烂混匀，涂擦关节疼痛处，效果明显。

◎ 生栀子60克，生半夏30克，生大黄、当归、黄柏各15克，桃仁、红花各10克。共研细末，用醋调敷患处，适用于湿热型风湿性关节炎。

◎ 取黄蜡7.5克，置香油240毫升中加热溶化后依次加入松香、黄丹各30克，乳香、没药各9克，铜绿6克，轻粉3克。搅匀成膏，取适量敷贴患处，胶布固定，每日更换1次，适用于湿热型风湿性关节炎。

◎ 干姜100克，生川乌、生草乌、白芥子、甘松根、红药各20克，肉桂、细辛各10克。共研细末，用蜂蜜或40%酒精调敷患处，适用于寒湿型风湿性关节炎。（《常见疼痛中医简便诊治》）

◎ 川乌30克，乳香5克。共研细末，加蓖麻油30毫升，猪油适量调成膏状，烘热涂于患病关节，并用手摩擦患处。适用于寒湿型风湿性关节炎。

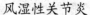

■ 药袋治风湿性关节炎

◎ 食盐炒小茴香：食盐 500 克，小茴香 120 克。共放锅内炒极热，取出一半用布包住熨烫痛处，凉了再换另一半，再炒，如此反复更换熨烫数日，每日上、下午各做一次。功效：祛风散寒。（《巧吃治百病》）

◎ 食盐 500 克，石菖蒲 120 克，小茴香 60 克。共炒热，用布包裹，热敷患病关节。

◎ 络石藤 60 克，生川乌、生草乌各 30 克，防风、白芷、姜黄各 10 克。捣粗末，加酒或醋适量拌匀，装药袋蒸热敷患处。

◎ 白芥子、大青盐、麸皮各 250 克，制川乌 30 克。上药共捣碎，炒热，用布包裹熨痛处。功效：祛湿通络。

◎ 麦麸 500 克。用醋拌匀，布包裹，蒸至 70℃，趁热敷痛处。功效：温经散寒。

◎ 风寒消痛砂：生川乌 20 克，生草乌 20 克，透骨草 20 克，威灵仙 20 克，独活 20 克，牛膝 20 克，生铁末 100 克，樟脑 10 克。研粗末加铁砂拌匀，用时加食醋适量搅拌装袋放患处烫贴，每次 15 ～ 30 分钟，每日 2 次。（《中医外治杂志》1995 年第 4 期）

◎ 硫黄 60 克，白芷 30 克，川芎 30 克，乳香、没药各 10 克。上药共研细末，装布袋中，拍平调整为 0.3 厘米厚，以线纵横固定。取鲜姜片擦痛处，后将药袋放置上面，外加热敷，灼热则移之。每日 1 次。用后密藏勿令泄气，可用 2 周。风寒湿邪闭阻经络型风湿性关节炎。（《实用单验方精选》）

■ 药酒涂擦治风湿性关节炎

◎ 用青梅酒擦拭患部，可以治疗风湿筋骨痛。

◎ 五倍子 10 克，白酒 90 毫升。五倍子粉碎后于白酒中浸泡 7 日，过滤，于酒内加等量碘酒，涂擦患处。功效：活血通络。适用于急性风湿性关节炎。

◎ 红辣椒适量。上药泡酒，取药酒涂擦患处。功效：散寒止痛。

◎ 花椒食盐各 50 克，白酒 250 毫升。先将花椒微炒，再与食盐共泡白酒中，7 日后取药酒擦患处，每日 2 次。功效：温经散寒。

◎ 生川乌、生草乌、生半夏、生天南星、松节各 30 克，共置于 50% 酒精 500 毫升中浸泡 1 周后，用药棉蘸药液涂擦肿痛关节，每日 3 次。适用于寒湿型风湿性关节炎。（《常见疼痛中医简便诊治》）

■ 中药熏洗治风湿性关节炎

◎ 秦艽：取本品 100 克，洗红肿关节，每日 2 次，洗 30 分钟，7 日为 1 个疗程。

◎ 花椒、葱根、蒜瓣各 20 克。上药煎水熏洗患处。功效：散寒通络止痛。

◎ 桑枝、槐枝、柳枝各 15 克。水煎取汁，熏洗患处。功效：祛湿通络。

◎ 陈醋 300 毫升。新砖数块，放在炉内烧红，取出在醋内浸透，趁热放在关节下烟熏，隔日 1 次。功效：化瘀散结。（《非药物疗法》）

◎ 威灵仙、粉甘草各 250 克。水煎熏洗。

◎ 取桂树枝、叶，水煎成浓汁，温淹患部。每日 2 ～ 3 次。可治风湿筋骨疼痛。

◎ 宣木瓜 25 克，乌头 20 克，干姜 60 克，辣椒 30 克。以上 4 味加水 2000 毫升，煎煮 30 ～ 40 分钟，取药液倒入盆中，备用。用毛巾蘸药液反复擦洗患处，然后将毛巾蘸药液热敷患处，每日早、晚各用药 1 次，每剂药可用 2 日。功效：温经通络，散寒止痛。

◎ 黄柏 20 克，地肤子 10 克，蛇床子 10 克，苦参 10 克，浮萍 10 克。以上 5 味加水 2000 毫升，煎沸 15 分钟，去渣后倾入盆内，待温用毛巾蘸药液擦洗患处，每次擦洗 5 ～ 10 分钟，每日洗 3 次。功效：清热除湿，散肿止痛。

◎ 鲜姜 60 克，醋 250 毫升。上药加水煎汤，熏洗患处。功效：散寒通络。

◎ 透骨草 100 克，丝瓜络 60 克。水煎熏洗患处。功效：祛湿通络。

◎ 透骨草 50 克，荆芥穗 9 克。水煎熏洗患处。功效：祛风除湿。

◎ 艾叶 60 克，葱头 1 个，生姜 15 克。上药共捣烂，纱布包裹，蘸酒擦患处。功效：温经通络。

◎ 桑枝 500 克，络石藤、海风藤各 200 克，豨莶草 100 克，忍冬藤、海桐皮、鸡血藤各 60 克。水煎先熏后洗病患关节或沐浴全身，每日 1～2 次，5～10 日为 1 个疗程。适用于湿热型风湿性关节炎。（《常见疼痛中医简便诊治》）

◎ 干姜 60 克，干红辣椒 30 克，乌头 20 克，宣木瓜 25 克。上药加清水 2000 毫升，煮沸 30～40 分钟后，趁热熏蒸患处，待温后将药液倒入盆中用消毒毛巾蘸药液擦洗患处，最后浸液外敷患处，如此反复擦洗，热敷 2～3 次。每日早、晚各 1 次，每剂可用 2 日。功效：温经散寒，通络止痛。适用于痛痹。通常连用药 5 剂即愈，效佳。（《四川中医》1988 年第 5 期）

◎ 透骨草、寻骨风、白毛藤各 30 克，老鹳草、黄蒿各 20 克，独活 15 克，乳香、没药、血竭各 10 克。水煎先熏后洗病患关节或沐浴全身，每日 1～2 次，5～10 日为 1 个疗程。适用于寒湿型风湿性关节炎。（《常见疼痛中医简便诊治》）

◎ 当归、没药、半夏各 20 克，乳香 18 克，红花 10 克，制川乌、草乌各 15 克。上药加清水用文火连煎 2 次，滤其药渣，留药液 1000 毫升左右，趁热熏患处 15 分钟，待药液稍凉能耐受时再反复擦洗患处 10 分钟，每日 2 次，7 日为 1 个疗程。（《国医论坛》1992 年第 6 期）

◎ 痹痛外洗液：生麻黄 15 克，桂枝、威灵仙 12 克，生川乌、生草乌各 15 克，苍耳草 15 克，延胡索 10 克，伸筋草 12 克，秦艽 15 克，大黄 20 克，黄芪 20 克，细辛 6 克，冰片 2 克。上药除冰片外，温水浸泡 3～4 小时，煎煮时加白酒半斤，煎煮 15 分钟，洗敷时加冰片。保留药渣，以药液洗敷患处，每日 2 次以上。1 剂可用 2～4 日。1 周为 1 个疗程。（《内蒙古中医药》1993 年第 4 期）

◎ 防风、鸡血藤、川椒各 30 克，伸筋草、透骨草、苍术各 20 克，细辛 10 克，食盐 150 克。将药用纱布包好，加水 3000～4000 毫升煎煮，沸后再煎 20 分钟，每以热气熏患部，待药温适度时洗患部 20～30 分钟。每日 1～2 次，2 日 1 剂。（《河北中医》1990 年第 6 期）

◎ 丹参 12 克，五加皮、透骨草、川椒、川牛膝、宣木瓜、艾叶、白芷、红花各 10 克，肉桂 5 克。上药加清水 1000 毫升煎沸后，将药液倒入盆内趁热熏洗浸渍患处。每日 1～2 次。功效：祛风湿，活血通络止痛。（《穴位贴药与熨洗浸疗法》）

◎ 黄芪、怀牛膝、川木瓜、防风各 30 克，红花、甘草各 15 克。上药加清水 2000 毫升，浸泡 1 日后，再煮沸，将药液倒入瓷盆内趁热熏洗患处（先熏后洗），并用纱布或棉垫覆盖患处。每日早、晚各熏洗 1 次。每剂可用 4～6 次。功效：益气活血，祛风通络。一般用药 3 剂，最多 6 剂即获显效。（《新中医》1986 年第 10 期）

◎ 樟树枝、桑树枝、柳树枝、家艾各 120 克。上药加清水 50000 毫升，放入大锅内煎煮沸 10 分钟，备用。先预备大水缸一口，放在避风之密室，缸中放入高、低小木凳各 1 条，将煎好之药水，连药渣倒入缸内。嘱患者赤身入缸，坐在大木凳上，足踏小木凳，以厚布将患者颈部以下（头露在外）和缸周围覆盖熏之，待周身汗出透时，需用干毛巾拭净全身汗水，出缸上床避风盖被静卧。功效：温经、通络、止痛。适用于周身风湿痛。一般用药 1 次，最多 2 次，睡醒后病即痊愈。（《中草药外治验方选》）

◎ 豨莶草 30 克，刺五加、石菖蒲、石楠藤、水皂角各 15 克。将上药加水适量，

煮煎药液，待温后洗浴，每日 2 次。功效：通经活络，利湿消肿。适用于风湿性关节炎伴下肢肿胀之着痹。(《伤科诊疗》)

◎ 桑枝 500 克，海桐皮、忍冬藤、鸡血藤各 60 克，豨莶草 100 克，海风藤、络石藤各 200 克。诸药共研细末，以纱布包扎好，加水煎煮，过滤去渣，趁热洗浴患肢。每日 1 次，每次约 1 小时，7～10 日为 1 个疗程。功效：清热除痹，通经活络。适用于热痹证，症见关节疼痛红肿、活动不便并同时伴有发热口干者。(《中国民间疗法》)

◎ 透骨草、延胡索、当归、姜黄、川椒、海桐皮、威灵仙、牛膝、乳香、没药、白芷、羌活、五加皮、苏木、红花、土茯苓各 10 克。将上述诸药共研为末，用纱布包裹，加水煎煮，趁热熏洗症状明显的患处，每日 2 次，每次 1 小时，40 次为 1 个疗程。(《骨伤科疾病外治法》)

◎ 制川乌、制草乌、透骨草、豨莶草、红花各 30 克，羌活、独活、威灵仙、制乳香、制没药各 15 克。将上述药物装入布袋，封口，置容器中，加水约 3000 毫升，浸泡 2 小时，煎煮 1 小时，然后趁热熏洗患处，每次 10～15 分钟，每日 2 次。每剂药可用 3～4 日（伏天用 1～2 日）。适用于寒湿型风湿性关节炎。本方系老中医经验方改变剂型而成，临床应用屡验。(《浙江中医杂志》1994 年第 8 期)

◎ 五加皮 250 克，苍术 120 克，马齿苋 500 克。用水 5000 毫升，煎 2 小时去渣，洗患处用时内服姜汤。(《家用秘单验方》)

■ 熏蒸法治风湿性关节炎

◎ 荆芥 100 克，防风 100 克，苏叶 50 克，麻黄 40 克，羌活 100 克，独活 100 克，秦艽 60 克，苍耳子 50 克，干姜 100 克，伸筋草 40 克，石菖蒲根

500 克，葱白 300 克，细辛 30 克，苍术 100 克，川芎 80 克，白芷 40 克，加水煮沸 15 分钟，其温度保持在 45～55℃，熏蒸病变部位，每次 30～60 分钟，每日蒸 2～3 次，7 日为 1 疗程，以大汗淋漓为度。适用于寒湿型风湿性关节炎。

◎ 石菖蒲根 500 克，葱白 300 克，羌活、独活、苍术、荆芥、防风、干姜各 100 克，川芎 80 克，秦艽 60 克，苏叶、苍耳子各 50 克，麻黄、白芷、伸筋草各 40 克，细辛 30 克。上药加水煮沸，用药蒸气熏蒸病患关节 30～60 分钟，至局部出汗为止，每日 2～3 次，7 次为 1 个疗程。适用于寒湿型风湿性关节炎。（《常见疼痛中医简便诊治》）

■ 药浴法治风湿性关节炎

◎ 取桃、柳、桑、槐、椿 5 种树嫩叶各 150 克熬汤，冲入盛有捣烂的石菖蒲、姜、葱各 100 克的桶内，熏洗浸浴患肢。

◎ 当归、川芎各 20 克，煎 30 分钟后，加适量热水洗浴，对风湿痛及其他神经痛、挫伤等有一定功效。

◎ 当归、秦艽、防风、木瓜、牛膝、威灵仙、萆薢、苍术、茯苓各 9 克，红花 6 克，桑寄生 12 克，水煎服。每日 1 剂。同时用生地黄、金银花、紫花地丁各 15 克，黄柏、木通、丝瓜络、牡丹皮、赤芍各 9 克，煎汤浸泡患处。每日 2～3 次。

◎ 黄柏 60 克，水煎外洗。治热痹手足热痛难忍者，每日 2～3 次局部洗浴。

◎ 透骨追风煎：透骨草 15 克，追地风 16 克，千年健 12 克，豨莶草 30 克，水煎洗患部或药浴，每日 2 次。适用于风、寒、湿痹之关节麻木、肿胀、变形，活动不利者。

◎ 龙马精神方：当归 10 克，乳香、没药、续断、川椒、补骨脂、红花、伸筋草、秦艽各 15 克,甘草 5 克,水煎滤净液,洗患部或全身浴,每日 1 ~ 2 次。适用于寒湿型风湿性关节炎,关节麻木、肿胀,活动受限者。

◎ 秦归汤:秦艽、当归、红花、土鳖虫、川乌、草乌、路路通、骨碎补、桑枝、桂枝各 12 克,水煎滤汁,洗浴患部或药浴全身,每日 1 次,每次 20 ~ 30 分钟。适用于寒湿型风湿性关节炎,关节肿大变形,活动不利者。

◎ 桑枝 500 克,海桐皮 60 克,豨莶草 100 克,海风藤、络石藤各 200 克,忍冬藤 60 克。共研细末,纱布包扎好,加水煎煮,过滤去渣,趁热洗浴患肢,每日 1 次,每次约 1 小时,7 ~ 10 日为 1 个疗程。适用于湿热型风湿性关节炎。

■ 推擦法治风湿性关节炎

◎ 川乌、乌梢蛇、草乌、乌梅各 15 克。将上药浸入 500 毫升白酒,浸泡 1 周可使用,浸泡时间长则更好。用时以棉花蘸药汁,推擦痛处,擦至有热感为度,每日 2 ~ 3 次。适用于寒湿型风湿性关节炎。

■ 药带治疗风湿性关节炎

◎ 晚蚕沙 500 克,用白酒炒热,制成药带,围护于病患关节。(《常见疼痛中医简便诊治》)

◎ 金毛狗脊 60 克,桑寄生、川牛膝各 30 克,钻地风、续断各 20 克,千年健、五加皮、当归、独活、桂枝各 15 克,川乌、草乌各 10 克。共研细末,用白酒炒热,制成药带,围护于病患关节。

■ 药榻治疗风湿性关节炎

◎ 狗脊 200 克,续断、苏木、藁本各 120 克,川乌、草乌、附子、白芷、防风各 100 克。共捣碎制成被褥，让患者睡在卧垫上，覆盖药被睡觉。

◎ 伸筋草 5000 克，炒热制成卧垫、被褥，让患者睡在卧垫上，覆盖药被睡觉。（《常见疼痛中医简便诊治》）

◎ 核桃 1500 克打碎，装盒内烧之，放被窝内熏患处，出汗。

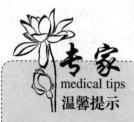

专家
medical tips
温馨提示

急性期发热时应卧床休息，下肢关节疼痛剧烈者，可于下面垫一个小枕头或海绵垫，避免碰压。并注意及时检查心脏，以防病累及心脏。热退关节疼痛缓解后，可逐渐恢复活动，病情稳定之后，应进行适当功能锻炼。注意保暖，防寒防潮湿，以减少风寒湿邪侵袭的机会。勿过分贪凉，不宜当风乘凉，避免过久浸于冷水之中；汗出勿当风，劳动或运动后不宜在身热汗出时洗冷水浴。积极防治咽炎、扁桃体炎等上呼吸道感染性疾病及口齿炎性疾病。

颈肩腰腿痛
千 家 妙 方

类风湿关节炎

类风湿关节炎（简称类风湿，RA；习惯上也称"类风关"）是一种关节痛、肿、强（强直）、变（变形）为主要临床表现的全身性自身免疫性疾病，其中最主要的症状就是关节疼痛。

本病大多从掌指关节及近侧指间关节开始发病，呈对称性多发性关节炎，然后向上侵及大关节，凡构成关节的各种组织均可累及，但最基本的病变首先发生在滑膜。早期呈游走性关节疼痛和功能障碍，但最突出的症状是关节肿痛和晨僵，晚期可出现关节僵硬和畸形，周围肌肉萎缩，功能丧失。中医学无类风湿专述，根据临床表现，可归属于"痹证"范畴，在"风痹""痛痹""行痹""着痹""尪痹""顽痹""历节""白虎历节"等病证中均有类似症状描述。

■ 单味中药治类风湿关节炎

◎ 全蝎 50 克。用香油炸至深黄色，研为细末，每次 2.5 克，每日 2 次，开水冲服。功效：散寒通络。

◎ 三七：研细粉，每次 3 克，每日 2 次，连服 30 日为 1 个疗程。（《中医杂志》1994 年第 3 期）

◎ 麻黄 50 克，清水一大碗，武火煎 5 分钟，趁热服之，每日服 2 次，温复取汗。麻黄主要含麻黄碱、伪麻黄碱、挥发油等成分，具有促进体表血液循环的作用。（《麻黄用于顽癣、痹证等中医杂志》1992 年第 4 期）

◎ 女贞子 60 克。水煎 2 次，早、晚各服 1 次，连服 30 日为 1 个疗程。（《中医杂志》1998 年第 9 期）

◎ 皂荚丸：取大皂荚去皮弦子丝，碾细过罗，炼蜜为 3 克重丸，每服 3～6 克。每日 3 次，1 个月为 1 个疗程。中医谓皂荚能"治风邪疾"，又能清热、消肿。（《中医杂志》1995 年第 6 期）

◎ 雷公藤：将雷公藤去皮，根切成饮片，每日 15 克，水煎 2 小时，晚饭后 1 次顿服。15 日为 1 个疗程。

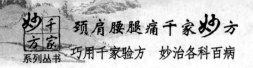

■ 散寒除湿治类风湿关节炎

◎ 龙马自来丹：地龙 12 克，制马钱子 1.0 克。水煎服，每日 1 剂。剂量视年龄、病情增减。若关节肿痛甚加桃仁、延胡索各 10 克；反复发作加穿山甲（代）10 克；热重加金银花、连翘各 15 克；寒重加熟附片 9 克，麻黄 6 克；气血虚加人参 10 克，当归 20 克；肾阳虚加补骨脂 9 克，随证加减。功效：祛风散寒，除湿通络。主治：类风湿关节炎属风寒湿侵型，症见关节肿痛、窜痛或痛有定处，晨僵，屈伸不利，得温或活动后症状减轻，遇寒则剧，局部畏寒怕冷。（《浙江中医杂志》1994 年第 9 期）

◎ 乌头通痹汤：制乌头 9 克（先煎），黄芪 15 克，桂枝 6 克，芍药 12 克，穿山龙、地龙、青风藤、钻地风、僵蚕、乌梢蛇各 15 克，蜂房 9 克，甘草 6 克。每日 1 剂，水煎，冲蜂蜜适量 2 次分服，1 个月为 1 个疗程。（《福建中医药》1988 年第 2 期）

◎ 桂枝、赤芍药、秦艽各 10 克，知母 6 克，桑枝 20 克，忍冬藤 30 克，威灵仙 12 克。水煎服，每日 1 剂。

◎ 解痹汤：麻黄 10～20 克，桂枝 15～30 克，黄芪 15～30 克，防己 10 克，制川乌 9～15 克，制草乌 9～15 克，细辛 3～6 克，桑寄生 30 克，秦艽 15 克。以上诸药水煎，每日 1 剂，14 日为 1 个疗程。此病日久必瘀血，瘀久必及肾，血瘀者加丹参、鸡血藤；肾虚者加杜仲、补骨脂、仙茅；阴虚火盛者加生地黄、鳖甲；疼甚者加延胡索、全蝎、蜈蚣；湿盛者加苍术、厚朴；上肢疼痛用羌活；下肢疼痛用独活。功效：祛风散寒，除湿活络止痛。适用于类风湿关节炎。症见肢体关节晨僵、麻木、肿胀及走窜性疼痛等。（《当代专科专病及中西医结合临床研究精要》）

◎ 逐痹汤：麻黄 10 克，细辛 5 克，羌活、独活各 15 克，黄芪 30 克，全蝎 10 克，蜈蚣 3 条，土鳖虫 15 克，丹参 25 克，天南星 15 克，徐长卿 20 克。
每日 1 剂，文火煎煮，分 2 次温服，1 个月为 1 个疗程。(《百病奇效良方妙法精选》)

◎ 温阳通络汤：桂枝、知母、附子、防风各 12 克，赤芍、白术、鸡血藤、海风藤、忍冬藤各 30 克，麻黄 6 克，生姜 10 克，甘草 3 克。水煎服，每日 1 剂。(《陕西中医》1986 年第 3 期)

◎ 细辛汤：细辛 5 ～ 10 克，制附子 6 ～ 10 克，豨莶草 30 ～ 50 克。用法：水煎服，每日 1 剂。功效：祛风散寒，除湿通络。主治：类风湿关节炎属风寒湿侵型，症见关节肿痛、窜痛或痛有定处，晨僵，屈伸不利，得温或活动后症状减轻，遇寒加剧，局部畏寒怕冷。(《河北中医》1984 年第 1 期)

按：用本方治疗类风湿关节炎 100 例，痊愈 76 例，显效 14 例，有效 10 例，总有效率 100%。

◎ 除痹汤：续断 30 克，当归、秦艽、威灵仙、鹿角片、松节、蚕沙、羌活、乌药、延胡索、防风、桑枝各 10 克。每日 1 剂，水煎服。外用中药熏洗患处。风湿热痹加黄柏、苍术；风寒湿痹加炮附子、桂枝。(《中国骨伤》1997 年第 4 期)

◎ 黄芪桂枝舒痹汤：黄芪 15 ～ 45 克，生地黄 12 ～ 24 克，桂枝 15 克，白芍 15 克，鸡血藤 15 ～ 30 克，乳香 10 克，独活 10 克，白芥子 6 克，商陆 2 ～ 5 克，赤小豆 30 克，土茯苓 15 克，青风藤 15 克，海风藤 15 克，甘草 6 克。每日 1 剂，水煎服。或研为细末，炼蜜为丸，每丸 9 克，每次 1 丸，每日服 3 次。功效：温经活血，利湿通络。

[加减] 湿热阻络型，去黄芪、独活，加赤芍、忍冬藤、知母、黄柏、蒲公英；寒湿阻络型，原方加小活络丹或加炙川乌 15 克（先煎 2 小时），甘草加至 10 克；风湿阻络型，原方加苍术、薏苡仁、防风；肝肾阴虚型，原方加熟地黄、龟甲；阴虚血热型，加龟甲、熟地黄、赤芍、牡丹皮、狗脊、续断。（张翠红 . 全国首

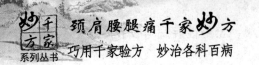

届专科专病学术会论文集，1994：47）

■ 祛风除湿治类风湿关节炎

◎ 大秦艽汤加减：羌活、独活、防风、川芎各 6 克，秦艽、黄芩、白芷、熟地黄、当归、白术、茯苓、白芥子各 10 克，白芍、生地黄各 20 克，黄芪、忍冬藤各 30 克。水煎内服。（《浙江中医杂志》1990 年第 12 期）

◎ 加减痛风方：生麻黄 8 克，制苍术 10 克，桂枝 8 克，防风、防己各 10 克，威灵仙、制天南星各 10 克，鸡血藤 15 克，桃仁、红花各 10 克，全蝎 3 克，雷公藤 15 克。水煎内服，每日 1 剂，病情严重者每日 2 剂。（《江苏中医》1990 年第 2 期）

◎ 四藤汤加味：钩藤、海风藤、银花藤、鸡血藤各 30 克，老鹳草、黄芪、石斛各 20 克，生地黄、川芎各 15 克，赤芍、香附各 12 克，制乳没、甘草各 6 克。水煎服，每日 1 剂，分 3 次服。10 日为 1 个疗程。（《四川中医》1990 年第 12 期）

◎ 上中下痛风方：苍术 10 克，黄柏 10 克，制天南星 10 克，桂枝 10 克，防己 10 克，威灵仙 10 克，桃仁 10 克，龙胆草 10 克，羌活 10 克，白芷 10 克，川芎 10 克，白芍 30 克，甘草 10 克。水煎服。（《甘肃中医学院学报》1995 年第 3 期）

◎ 内外合治方：当归、秦艽、防风、木瓜、牛膝、威灵仙、萆薢、苍术、茯苓各 9 克，红花 6 克，桑寄生 12 克，水煎服，每日 1 剂。同时用生地黄、金银花、紫花地丁各 15 克，黄柏、木通、丝瓜络、牡丹皮、赤芍各 9 克，煎汤浸泡患处，每日浸泡患处 2 ～ 3 次。

◎ 桎柳功劳汤：桎柳 30 克，功劳叶 30 克，虎杖根 30 克，豨莶草 15 克，威灵仙 15 克，赤芍 12 克，防己 10 克，秦艽 10 克，土鳖虫 10 克，当归 10 克。

每日 1 剂,水煎分 3 次服。10 日为 1 个疗程。一般用 1～3 个疗程。

[加减]气虚者加党参、黄芪;血虚者加熟地黄、白芍;脾虚者加白术、薏苡仁;肾虚者加鹿衔草、补骨脂;肝阳亢盛者加黄芩、山栀子;疼痛较剧者加制川草乌、广地龙等。诸药共奏祛风透邪,化湿宣痹,清热活血,和营止痛之功。(《江苏中医杂志》1989 年第 7 期)

◎ 防己黄芪汤:黄芪 30 克,防己 20 克,白术 10 克,甘草 6 克,寻骨风 20 克,秦艽 10 克,徐长卿 20 克,生姜 3 片,大枣 3 枚。年龄在 15 岁以下者适当减量,水煎服,每日 1 剂,1 个月为 1 个疗程。功效:益气健脾,祛风除湿,活血消肿,散寒止痛。若寒盛疼痛剧烈者加制川乌、制草乌各 6 克;内有热象,发热口苦,关节热痛者加连翘 30 克,栀子 10 克。(《河南中医药学刊》1996 年第 11 期)

◎ 乌蛇祛风通络汤:乌梢蛇 15 克,独活 10 克,羌活 10 克,当归 10 克,防风 6 克,细辛 6 克,伸筋草 20 克,老鹳草 20 克,豨莶草 20 克,黄芪 20 克。水煎,每日 1 剂,分早、晚 2 次服用,并用药渣局部外敷。上肢关节疼明显加片姜黄 12 克;下肢关节疼加川牛膝 10 克;腰痛者加螃蟹虫 10 克,土鳖虫 5 克;寒盛加乌头 6 克;湿盛加苍术、黄柏各 10 克;热盛加知母 10 克,忍冬藤 30 克。(《陕西中医》1986 年第 6 期)

◎ 青藤汤:青风藤 30～50 克,秦艽、寻骨风各 15 克,何首乌 30 克。水煎服。青风藤用量大时可有不良反应,用甘草同煎或用量由小到大可减轻不良反应。功效:祛湿通络,强筋止痛。(《中医杂志》1980 年第 6 期)

■ 清热通络治类风湿关节炎

◎ 类风湿汤:白花蛇舌草 15 克,土茯苓 16 克,生地黄 12 克,汉防己 10 克,忍冬藤 15 克,青风藤 15 克,威灵仙 12 克,鹿衔草 15 克,赤芍 12 克,地龙 12 克，桂枝 12 克，生甘草 3 克。水煎服，每日 1 剂。功效：清热解毒，利湿通痹，活血止痛。

■ 活血通络治类风湿关节炎

◎ 蚂蚁丸：蚂蚁 30 克，何首乌 30 克，熟地黄 30 克，人参 30 克，五味子 30 克。上药碾碎过筛，以水调和为丸，每丸 2.5 克，每 3 日服 1 丸，10 丸为 1 个疗程，共 2 个疗程。功效：补肾健脾，壮筋骨，益气血。

◎ 地龙 25 克，蜂房、乌梢蛇各 60 克，全虫 20 克，蕲蛇 4～6 条，将上药烘干，共研细末，过筛后装入空心胶囊。每次 4～6 粒，每日 3 次，服完为 1 个疗程。

◎ 蠲痹六虫汤：炙全蝎（研吞）1～1.5 克，炙蜈蚣（研吞）1～1.5 克，炙蜕螂虫 4.5 克，炙土鳖虫 6 克，炙蕲蛇 4.5 克，炙蜂房 9 克，寻骨风 9 克，钻地风 9 克，甘草 4.5 克，鹿衔草 9 克，当归 15 克。水煎服，每日 1 剂。功效：蠲痹祛风，逐湿通络。（《百病奇效良方妙法精选》）

◎ 川续断 15 克，骨碎补、威灵仙、当归、赤芍、独活、全蝎、地龙、乌梢蛇、穿山甲（代）各 12 克，桂枝 9 克，制马钱子 2 克。寒湿为主加薏苡仁 30 克，麻黄 10 克，制川乌、制草乌各 9 克；湿热为主加连翘 30 克，黄柏 12 克，制乳香、制没药各 6 克，水煎服。（郑青雷验方）

◎ 当归 15 克，炙露蜂房 9 克，炙土鳖虫 6 克，炙蜕螂、炙蕲蛇、甘草各 4.5 克，炙全蝎（研冲）1.5 克，炙蜈蚣（研冲）1～1.5 克，水煎服。（程爵堂验方）

◎ 蕲蛇、地龙各 150 克，土鳖虫、蜈蚣、僵蚕、全蝎、蜕螂各 30 克，穿山甲 20 克。共为细末，分为 20 包，每日 1 包，分 2 次冲服。功效：通络止痛。（《广西中医药》1985 年第 3 期）

◎ 顽痹合剂：川续断 15 克，桂枝 9 克，骨碎补 12 克，赤芍 12 克，威灵仙 12 克，当归 12 克，独活 10 克，穿山甲（代）10 克，地龙 10 克，全蝎 10 克，乌梢蛇 10 克，制马钱子 2 克。每日 1 剂，水煎 2 次分服。

[加减] 寒湿型加川草乌各 9 克，薏苡仁 30 克、麻黄 10 克；湿热型加黄柏 12 克、连翘 30 克，制乳香、制没药各 6 克。（《江苏中医杂志》1989 年第 2 期）

■ 温肾散寒治类风湿关节炎

◎ 焦老名方：川续断 12 ～ 15 克，补骨脂 6 ～ 12 克，制附片 6 ～ 12 克，熟地黄 12 ～ 15 克，骨碎补 9 ～ 12 克，淫羊藿 9 ～ 12 克，桂枝 9 ～ 15 克，独活 10 克，赤芍、白芍各 9 ～ 12 克，麻黄 3 ～ 6 克，防风 6 ～ 10 克，伸筋草 20 ～ 30 克，松节 15 克，知母 9 ～ 12 克，苍术 6 ～ 10 克，牛膝 9 ～ 12 克，自然铜（醋淬先煎）9 ～ 12 克，透骨草 30 克，寻骨风 20 克。水煎服，每日 1 剂。功效：补肾祛寒。适用于类风湿关节炎属肾虚寒邪入侵，复感三邪者。（当代著名中医学家焦树德经验方）

◎ 益肾蠲痹丸：①熟地 100 克，当归 90 克，鹿衔草 90 克，炙露蜂房 45 克，炙乌梢蛇 60 克，炙全蝎 25 克，炙蜈蚣 25 克，淫羊藿 80 克，钻地风 90 克，甘草 40 克，寻骨风 90 克，伸筋草 60 克，炙地龙 50 克；②鸡血藤 100 克，老鹳草 100 克，苍耳子 100 克。用法：先将①组药共研极细末，再将②组药中鸡血藤、老鹳草、苍耳子等煎取浓汁注丸。每服 6 克，每日 2 次。功效：益肾壮督，蠲痹通络。主治：类风湿关节炎，风湿性关节炎，颈、腰椎骨质增生等属肾属顽痹之关节肿胀、变形、僵硬者。症见身体羸瘦，汗出怯冷，腰膝酸软，关节疼痛反复发作，经久不愈，筋挛骨松，关节变形，甚至尻以代踵，脊以代头，苔薄质淡，脉沉细软弱等。

[注意] 若风湿热蕴结，阴虚火旺时慎用，风药多燥，以防伤阴；女性月经量多，经期暂停服。阴虚咽干口燥者，另加生地黄 10 克，麦冬 10 克，石斛 10 克，泡茶饮服。(《朱良春精方治验实录》)

◎ 鹿祁酒：鹿筋 100 克，祁蛇 100 克，当归 30 克，川芎 40 克，制乳香 40 克，制没药 60 克，海桐皮 60 克，豨莶草 60 克，赤芍 60 克，姜黄 60 克，地龙 60 克，川牛膝 60 克，丹参 100 克，田三七 40 克，伸筋草 80 克，白酒 4000 毫升。将上药锉粉末，白酒浸封 2 个月，取汁饮之，每日 3 次，每次 10 毫升，不胜酒力者改用碾末冲服，酒为引。功效：活血祛瘀，补肾益精，祛风除湿。(《血瘀证与活血化瘀研究》)

◎ 泽补汤：泽泻、补骨脂、虎杖、威灵仙、雷公藤、白花蛇舌草各 30 克，丹参、当归各 20 克，全蝎 9 克，昆布、海藻各 10 克，蜈蚣 3 条，细辛 30～35 克。水煎服，每日 1 剂。功效：补肾壮骨，补血活血，通络祛瘀，软坚。

◎ 牛豆汤：鲜牛脊骨头、鸡血藤各 50 克，黄豆 10 克，穿山甲、黄芪各 20 克，制川乌、制草乌、乌梢蛇各 15 克。水煎 300 毫升，早、中、晚饭前服，每日 1 剂。孕妇禁服。功效：补肾益气，祛风除湿，活血通络。

[加减] 寒痛重加炮附子 15 克；上肢麻窜痛加羌活 15 克，土鳖虫 5 克；下肢麻窜痛加独活 15 克，透骨草 25 克；痛重倍用鸡血藤，加焦苏木 20 克；血瘀加三棱、莪术各 10 克；湿热肿痛加金银花 50 克，蒲公英 30 克，防己 20 克，五加皮 25 克；阴虚痛加生地黄、白芍各 20 克，玄参 30 克，二冬各 15 克。(《中国中医骨伤科杂志》1989 年第 6 期)

◎ 固本蠲痹汤：熟地黄、黄芪、寻骨风各 30 克，当归、白芍、桑寄生各 20 克，千年健 15 克，制乳香、乳没药、制川乌（先煎半小时）各 10 克，生甘草、全蝎各 6 克，蜈蚣 2～3 条。水煎，分 2～3 次服，每日 1 剂，每周 6 剂。早期者服药 1 个月，中期 2 个月，晚期者 3 个月。

[加减]伴恶风畏寒者加肉苁蓉、骨碎补、淫羊藿；关节红肿灼热者加生地黄、牡丹皮、土茯苓；有关节积液者加泽兰、泽泻。(《浙江中医杂志》1994 年第 3 期)

■ 益气活血治类风湿关节炎

◎ 黄芪 15 克，桑寄生、熟地黄、秦艽、肉桂、当归、半夏、人参、威灵仙、萆薢、川续断各 9 克，防风、细辛、白芍、茯苓、杜仲各 6 克，川芎、甘草各 3 克。水煎服。功效：益气活血，通络止痛。(《临证用方选粹》)

◎ 消痹固本汤：党参 30 克，黄芪 30 克，当归 10 克，山药 10 克，枸杞子 10 克，大枣 10 克，延胡索 10 克，三棱 10 克，莪术 10 克，地龙 10 克，熟地黄 15 克，细辛 3 克。每日 1 剂，水煎服。2 个月为 1 个疗程，1 ~ 3 个月判定疗效。

[加减] 风寒型加防风 10 克，桂枝 10 克，熟附子 10 克；气血瘀滞型加桃仁 10 克，炮山甲 10 克。同时还可配合外洗方：川乌 10 克，草乌 10 克，天南星 10 克，山栀 10 克，海桐皮 10 克，透骨草 10 克，黄柏 10 克，当归 10 克，益母草 30 克。煎汤泡洗或用过滤液热敷肿痛之关节，每日 1 次，每次 30 分钟。一般用 3 ~ 5 剂即可。功效：扶正固本，祛风散寒，消肿止痛，行气健脾。(《当代专科专病及中西医结合临床研究精要》)

◎ 黄芪桂枝汤：黄芪 30 克，桂枝 10 克，羌活 10 克，独活 10 克，当归 10 克，海桐皮 10 克，白术 10 克，姜黄 15 克，威灵仙 15 克，白芍 15 克，地龙 9 克，土鳖虫 6 克，甘草 6 克。功效：疏风活血，除湿通络，化瘀止痛。水煎，每日早、晚分服。

[加减] 关节肿甚者加防己 10 克，薏苡仁 30 克，赤小豆 20 克；红肿明显

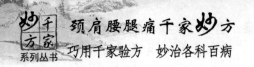

热甚者加忍冬藤 30 克，连翘 20 克，黄柏 10 克。另用外治方（寻骨风 30 克，川草乌 30 克，透骨草 30 克，追地风 30 克，海桐皮 30 克，墓头回 30 克，威灵仙 60 克，黄柏 20 克，秦艽 15 克，防风 15 克，桂枝 10 克）上药煎好后放陈醋 50 毫升，白酒 50 毫升，青盐 50 克，煮沸 3 分钟后，关节局部先熏后洗，每日 1～2 次，每剂用 3 日。（《陕西中医》1996 年第 1 期）

■ 五加皮醪治类风湿关节炎

◎ 生姜、大葱、辣椒各 9 克，同面条煮食，趁热吃下，以出汗为度。连服 10 日，每日 2 次。

◎ 雌乌鸡 1 只（去毛及内脏），麻黄、牛蒡子各 12 克。加水共炖至肉烂，去渣，饮汤食肉，早、晚分服。功效：通络散寒。（《四川中医》1984 年第 1 期）

◎ 当归 20 克，猪肝 200 克，川续断 30 克。上药共煮熟，每日分 2 次，食肝喝汤。功效：活血通络。

◎ 猪蹄 2 只，金银花、生姜、大枣（干）各 30 克，花椒 16 克，茶叶 10 克。加水适量煮至猪蹄烂熟为度，吃蹄喝汤，隔日 1 次。

◎ 五加皮 50 克，加水适量，泡透、煎煮。每 30 分钟取煎液一次，共取 2 次；再将煎液与糯米 500 克共同烧煮，做成糯米干饭，待冷；加酒曲适量，拌匀，发酵成酒酿。每日适量佐餐应用。也可用薏苡仁制作。

■ 巧用药酒治类风湿关节炎

◎ 牛膝灵仙酒：牛膝、威灵仙各 15 克，白酒 250 毫升。上药共煮半小时后饮用，每次 20 毫升，每日 2 次。功效：祛湿通络散寒。（《中医治验·偏方秘方大全》）

◎ 风湿酒：红毛五加皮、陕茵陈、杜仲、续断、香橼各 25 克，羌活、独活、广木香、虎骨（可用狗胫骨代替）、木瓜、甘草、蕲蛇（亦可不用）各 15 克，牛膝、天麻、当归、防风、海桐皮各 20 克，生地黄 10 克，白酒 1500 毫升。将诸药物浸入白酒中，2 周后即可饮用。每日 1 ～ 2 次，每次最多 30 毫升。同时可用此药酒外搽患处。（《中医治验·偏方秘方大全》）

◎ 蚂蚁药酒方：蚂蚁 500 克，全蝎 50 克，蜈蚣 50 条，蕲蛇 10 条，白僵蚕 50 克，穿山龙 50 克，制川乌、制草乌各 100 克，秦艽 50 克，威灵仙 50 克，田三七 30 克，黄芪 50 克，防己 30 克，当归 30 克，川芎 30 克，红花 30 克，乌梅 30 克，牛膝 30 克，川续断 20 克，金银花 20 克，何首乌 30 克，枸杞子 30 克，延胡索 30 克，狗脊 10 克，杜仲 10 克。上 25 味药用精制白酒 7500 ～ 10000 毫升，装上各药粉碎后浸泡 5 日过滤，即可服用。每次服用量 15 ～ 25 毫升，每日 2 次，中午及晚饭时服。功效：祛风活络，活血化瘀，理气止痛。服用期间忌食生、冷食物。病人晨僵，疼痛甚者，可酌情配服布洛芬或吡罗昔康片，一般不必配服。（《当代专科专病研究精要》）

◎ 追风酒：当归、川芎、白芍、羌活、桂枝、香附、川膝、杜仲、枸杞子、熟地黄、独活、木瓜、地龙、云茯苓、大枣、荜茇各 15 克，红花、三七，蝉蜕各 9 克，蜈蚣 8 条。

黄藤酊：黄藤 500 克。

将追风酒中药置于 46% ～ 60% 白酒 4000 毫升中，浸泡 20 日，过滤即成。将黄藤全根晾干后切成 2 ～ 3 毫米的薄片，浸泡于 46% ～ 60% 白酒 4000 毫升中，搅拌后封闭，2 周后过滤即成 12.5% 的黄藤酊。将两种药酒按 1：1 混合即成追黄合剂。每日 3 次，体质好者每次服 20 毫升，体质弱者每次服 15 毫升，1 个月为 1 个疗程。全方具有养血行瘀，祛风散寒，理气通络，止痛之功。（《湖

北中医杂志》1989 年第 6 期）

◎ 木瓜药酒：木瓜、防风、防己、红花各 30 克，生地黄、威灵仙、当归、土茯苓各 60 克。泡酒 3 周后，取滤液。另外用蕲蛇 1 条（30 克），乌梢蛇 30 克，泡酒 3 周，取其滤液。两种滤液合并，每次服 10～15 毫升，每日服 3 次。

[注意] 高血压及心脏病、肝病、肾病患者慎用。[《百病良方》第一集（增订本）]

■ 中药外敷治类风湿关节炎

◎ 晚蚕沙酒：晚蚕沙 500 克炒热，加白酒适量或热酒糟包敷病患关节，每日 1～2 次。治手足挛急，顽痹不遂。（《中医治验·偏方秘方大全》）

◎ 南星白附散：生天南星、生白附子各等份。上 2 味，晒干，研细末，以醋或黄酒调糊状，用纱布等敷于疼痛之关节上，一般敷 2 小时左右关节有烧灼疼痛感，即应将药物去掉，隔 2～5 日后再敷第 2 次。若关节敷药后出现水疱，须待水疱疮面结痂痊愈后，方可再敷药物。（《国医论坛》1990 年第 1 期）

◎ 半夏栀子膏：生半夏 30 克，生栀子 60 克，生大黄 15 克，桃仁 10 克，黄柏 15 克，红花 12 克。将上述诸药共研为末，用醋调匀，敷贴于患处。每日 1 次，10 次为 1 个疗程。治手足挛急，顽痹不遂。（《中医治验·偏方秘方大全》）

◎ 消痛膏：马钱子 9 克，乳香 9 克，麻黄 12 克，透骨草 30 克，细辛 10 克，甘草 9 克。用法：上药研末，用香油调成糊状，贴敷 1～2 个肿痛及功能障碍最甚的关节，药厚 2～3 毫米，每次敷 24 小时，3 次为 1 个疗程。本方镇痛消肿力强，见效快，简单易行。对各种疾病引起的关节痛，尤其是免疫性疾病所致者，无论寒型、热型、寒热不定型均获良效。（《山东中医学院学报》1993

154

年第 4 期）

■ 熏洗法治类风湿关节炎

◎ 花椒、葱根、蒜苗各 200 克。水煎熏洗患处，每日 1 剂。功效：通络止痛。

◎ 威灵仙、粉甘草各 250 克。水煎熏洗。

◎ 草乌 25 克，洋金花、透骨草、虎杖各 30 克。水煎熏洗患处，每日 2 次，以汗出为度。散寒祛湿通络。

◎ 威灵仙 60 克，生川乌、生草乌、乳香、没药、白芷、细辛、透骨草、忍冬藤各 30 克，羌活、独活、荆芥、防风、桂枝、红花各 12 克。水煎，用蒸气熏蒸患部。

◎ 威灵仙 30 克，生川乌、生草乌、生半夏、生天南星、透骨草、露蜂房、白芷、细辛各 15 克，冰片 9 克。水煎，先熏后洗病患关节或沐浴全身，每次 30 分钟，每日 2～3 次。

◎ 透骨草、伸筋草各 30 克，川乌、桂枝各 15 克，乳香、没药各 12 克。水煎熏洗。

◎ 川椒 60 克，泡桐 30 克，威灵仙 25 克，路路通、两面针、海风藤、桂枝各 15 克。水煎先熏后洗病患关节或沐浴全身，每次 30 分钟，每日 2～3 次。

◎ 桑枝、桃枝、槐枝、椿枝、柳枝各 50 克，麻叶 1 把。水煎先熏后洗病患关节或沐浴全身，每次 30 分钟，每日 2～3 次。

◎ 苍术、藁本、海桐皮各 25 克，独活、秦艽各 20 克，防己、木通、细辛各 15 克，桑枝、松节、冬瓜皮各 50 克。诸药共研粗末，加水 2000 毫升，煎煮，水沸后取下，趁热熏洗患处；水温下降后，可用药包蘸药水敷熨患处。每次 10 分钟左右。适用于湿重型类风湿关节炎。

◎ 陈艾 50 克，小茴香 25 克，千年健 20 克，麻黄 10 克，藁本 15 克，川芎 20 克，肉桂 20 克，松节 25 克，丁香 10 克。上药为末，纱布包好，加水煎沸取下，趁热熏洗。适用于寒重型类风湿关节炎。

◎ 麻黄 30 克，桂枝 30 克，防风 25 克，羌活 50 克，独活 40 克，苍术 20 克，生姜 30 克。将上述诸药用水煎煮，取药水熏洗患处，每日或隔日 1 次，6～10 次为 1 个疗程。

◎ 艾叶 30，附片 10 克，路路通 30 克。将诸药用水煎煮，取药水，去药渣，熏洗于患处，每日 1～2 次，16 次为 1 个疗程。

◎ 尪痹熏洗方：制川乌、制草乌各 20 克，细辛 15 克，川芎、木瓜各 30 克，羌活 10 克。上方加水 2000 毫升，浸泡约 30 分钟，武火至沸，再文火煎 20 分钟，滤出药液，如法再煎 2 次，3 次药液合并，趁热熏洗患处 30 分钟（洗后需避风 2 小时）。所剩药液可加热再洗，每剂用 2 日，每日洗 1～2 次。熏洗后涂以膏药，配制用法：玄胡 30 克，细辛 15 克，白芥子、乳香、没药、桂枝各 10 克。将诸药共为研为极细末，陈醋调膏涂于患处，外用纱布包扎，3～6 小时去药。本疗法 10 日为 1 个疗程，停药 5 日后继续下一个疗程，4 个疗程后停药观察。治疗期间不配用其他疗法，疗程结束后服金匮肾气丸 3 个月。（《四川中医》1994 年第 9 期）

◎ 抗类风湿洗方：当归、红花、桂枝各 9 克，防风 12 克，穿山甲（代）15 克，丹参、威灵仙、伸筋草、乌梢蛇各 20 克，鸡血藤 30 克。每日 2 次，每次熏洗 20～30 分钟，20 日为 1 个疗程，休息 1～2 日，再进行下一个疗程，共治疗 3 个疗程。

［加减］急性期加白花蛇舌草 30 克，苍术、白术各 12 克，黄柏 15 克，忍冬藤 30 克，慢性期加骨碎补、巴戟天、枸杞子各 15 克，黄芪 30 克。诸药合

用对类风湿关节炎有抗炎、镇痛、改善关节功能作用，并可调节免疫功能。临床证实，本方能活血通络，疏风祛痹。用于类风湿关节炎，屡获效验。（《辽宁中医杂志》1994 年第 1 期）

■ 药浴治类风湿关节炎

◎ 桑枝 500 克，红藤 20 克，豨莶草、海风藤各 100 克，海桐皮、忍冬藤、鸡血藤各 60 克，煎水浴身，每日 1 次。适用于湿热阻络型类风湿关节炎。

◎ 川牛膝 150 克，续断 120 克，防风、独活、狗脊、桂枝、巴戟天、胡芦巴各 100 克，赤芍 60 克，鸡血藤 40 克，川芎 30 克，当归 15 克，煎水浴身，每日 1 次。适用于寒湿阻络型类风湿关节炎。

■ 药包治类风湿关节炎

◎ 络石藤 60 克，生川乌、生草乌各 30 克，姜黄、防风、白芷各 10 克，共捣碎，装入布袋，加酒或醋适量，入锅蒸热，取出趁热熨患处，每次 30 ～ 60 分钟，每日 1 ～ 2 次。

■ 顽痹焗疗治类风湿关节炎

◎ 羌活、独活、追地风、千年健、威灵仙、桑寄生、木瓜、生乳香、生没药、桂枝、生麻黄、鸡血藤、生大黄各 30 克，桑枝、松节各 60 克，丝瓜络、透骨草、伸筋草、艾叶、生川乌、生草乌、生马前子、红花各 15 克。上药为 1 个焗疗包的用量。临床可根据疼痛部位的大小，适当增减其用量。上述中药装入布袋内，缝好袋口，将药包放入桶内，用冷水泡 40 分钟，然后取出药包，将包挤到不滴水为度，放入锅内蒸 1 小时，取出，趁热置疼病部位作湿热焗疗，以病人能够承受的热度为限。每次焗疗时间为 1 小时左右，每日 2 次。每隔 7 日换包内中药，焗疗 2 周为 1 个疗程。如属腰腿病，每次可用 2 个药包。各药配伍，共奏温经散寒，祛风化湿，通络止痛之功。（胥秀琴验方）

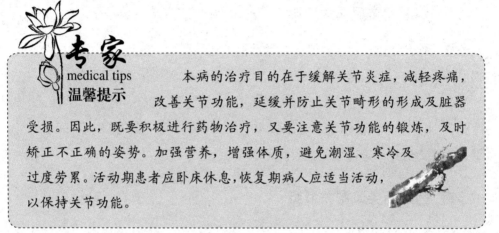

专家 medical tips 温馨提示

本病的治疗目的在于缓解关节炎症，减轻疼痛，改善关节功能，延缓并防止关节畸形的形成及脏器受损。因此，既要积极进行药物治疗，又要注意关节功能的锻炼，及时矫正不正确的姿势。加强营养，增强体质，避免潮湿、寒冷及过度劳累。活动期患者应卧床休息，恢复期病人应适当活动，以保持关节功能。

颈肩腰腿痛 千家妙方 痛风性关节炎

痛风性关节炎属代谢性疾病，以关节局部急性红肿剧痛、反复发作为特征。多发生于 40 岁以上的肥胖男性，好发于指的跖趾关节，其次是踝关节、足部小关节以及膝、肘、腕及掌指关节。属中医学的"痹证""痛风"范畴，其临床表现多属"热痹"。

■ 单味中药治痛风

◎ 车前子 30 克布包，加水 500 毫升，浸泡 30 分钟后煮沸，频服代茶，每日 1 剂，现代药理研究证实，车前子可增加尿量，促进尿酸排泄。临床验证，此方药味单一，服法简单，疗效甚佳。(《中医杂志》1998 年第 11 期)

■ 清热利湿治痛风

◎ 汉防己 12 克，生薏苡仁 24 克，野菊花 15 克，每日 1 剂。水煎服。

◎ 苍术 10 克，黄柏 10 克，牛膝 10 克，没药 10 克，每日 1 剂。水煎服。

◎ 土茯苓 30～60 克，大黄 6～10 克。水煎服，每日 1 剂，14 日为 1 个疗程。

◎ 忍冬藤、蒲公英、薏苡仁各 30 克，当归尾、蚕沙各 15 克，苍术、黄柏、没药、络石藤、车前草、六一散各 10 克。水煎服。(倪毓生验方)

◎ 土茯苓、威灵仙、生薏苡仁各 30 克，萆薢 20 克，车前子 12 克，当归、桃仁、泽兰、泽泻各 10 克。水煎服。

◎ 金钱草 30 克，赤芍 12 克，生地黄、地龙、黄柏、防己、泽泻、车前子各 10 克。红肿灼热者加水牛角；疼痛剧烈者加制川乌、制草乌、蜈蚣；肿痛麻木者加苍术、白术、茯苓、薏苡仁；痛风石沉积者加海藻、山慈菇。水煎服。(杨能华等验方)

■ 加味四妙散治痛风

◎ 黄柏、蕲蛇各 10 克，秦艽、苍术各 12 克，川木瓜、白芍、怀牛膝各 15 克，桂枝 8 克，桑枝、薏苡仁各 30 克，甘草 6 克。每日 1 剂，水煎服。同时用下药煎汤熏洗，生草乌、生川乌、生天南星、生半夏、艾叶各 30 克，生附子 15 克。关节红肿热痛甚者，可加乳香、没药各 15 克。每日 1 剂，外洗。关节红肿热

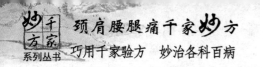
痛甚者，亦可外敷双柏散，并可配合别嘌醇，每次 0.1 克，每日 3 次。

[加减] 气虚者去黄柏、薏苡仁，加黄芪 25 克，党参 20 克，白术 12 克；血虚者去黄柏、薏苡仁，加川芎 10 克，鸡血藤 30 克，当归 10 克；关节红肿甚者加姜黄、乳香、没药各 10 克；血瘀者去白芍，加丹参 15 克，桃仁 10 克，红花 6 克；湿重者加川萆薢 12 克，泽泻 12 克；热重者加青蒿（后下）6 克，银花 12 克；大便秘结者加大黄（后下）10 克；上肢关节疼甚者加羌活 10 克，威灵仙 12 克；下肢关节痛甚者加防己 12 克，桂枝重用 12 克。诸药共奏清热除湿，通利关节，调和营卫，通络止痛之功。（《中国中西医结合杂志》1992 年第 6 期）

■ 化裁宣痹汤治痛风

◎ 防己 12 克，连翘 12 克，杏仁 10 克，法半夏 10 克，蚕沙 10 克，栀子 10 克，滑石 15 克，赤小豆皮 15 克，忍冬藤 15 克。每日 1 剂，水煎取汁 450 毫升，分 3 次服。功效：清热化湿，活血止痛。红肿热痛者加丹参、生地黄、赤芍、牡丹皮；疼痛剧烈者加制乳香、姜黄、牛膝、延胡索；多关节受累者加全蝎、蜈蚣、地龙。（《湖北中医杂志》1995 年第 1 期）

■ 加味三妙汤治急性痛风

◎ 黄柏 10 克，知母 10 克，牛膝 10 克，丝瓜络 10 克，蒲公英 30 克，紫花地丁 30 克，桑枝 30 克，土贝母 30 克，石膏 30 克。上药加水煎服，每日 1 剂，早、晚 2 次分服。功效：清热利湿，活血化瘀。适用于急性痛风性关节炎。

[加减] 大便干燥者加生大黄；小便淋漓涩痛者加金钱草、生地黄、滑石等。患足局部用生大黄 30～40 克，旺火少煎湿敷，每日 1 剂，每日 3～5 次。（《湖北中医杂志》1996 年第 12 期）

■ 痛风定痛汤治急性发作

◎ 金钱草 30 克，泽泻 10 克，车前子 10 克，海藻 15 克，生石膏 30 克，知母 10 克，黄柏 10 克，赤芍 10 克，生地黄 15 克，防己 10 克，地龙 10 克。每日 1 剂，水煎，早、晚分 2 次服。功效：清热利湿，活血定痛。适用于痛风性关节炎急性发作期。（中国中医药报，1992-08-07）

■ 痛风汤治急性痛风性关节炎

◎ 土茯苓、生薏苡仁各 30 克，紫草、虎杖、蒲公英各 20 克，川牛膝 18 克，赤芍、泽泻、萆薢各 15 克，黄柏、山慈菇各 12 克，防己 9 克，水蛭 6 克。每日 1 剂，水煎取汁分次温服，10 日为 1 个疗程。肿痛关节局部用大青膏外敷，4～6 小时换药 1 次。如病人疼痛难忍，可临时服用吲哚美辛，但不作常规服用。功效：清热利湿解毒，凉血通络。主治急性痛风性关节炎。

◎ 四妙散加味：泽泻、土茯苓、苍术、赤芍、牡丹皮各 15 克，薏苡仁 30 克，地龙、牛膝各 10 克，白芷 6 克，黄柏 12 克。每日 1 剂水煎服，分 3 次餐前服。可用外敷药。（《四川中医》1998 年第 10 期）

◎ 萆薢分清饮加减：萆薢、白术、车前子（包）、石菖蒲、牛膝各 10 克，忍冬藤、薏苡仁各 30 克，黄柏 15 克。水煎服，每日 1 剂。同时配合外敷药。功效：化浊解毒。（《四川中医》1997 年第 9 期）

◎ 薏苡仁 20 克，赤小豆、防己各 15 克，苍术、黄柏、牛膝、地龙各 10 克，连翘 8 克，甘草 6 克。关节痛甚加海桐皮；肿甚加金银花；热盛加蒲公英。每日 1 剂，水煎服。配合黄柏、大黄、黄芩研末外敷。（《新中医》1997 年第 6 期）

◎ 通风汤：山慈菇、黄柏各 12 克，薏苡仁、土茯苓各 30 克，虎杖、紫草、蒲公英各 20 克，泽泻、赤芍、萆薢各 15 克，牛膝 18 克，水蛭 6 克，防己 9 克。

每日 1 剂，水煎服，10 日为 1 个疗程。患处外敷大青膏。注意：多饮水，禁高嘌呤饮食。(《山西中医杂志》1997 年第 2 期)

◎ 祛痛汤：苍术、黄柏、络石藤、没药各 10 克，当归尾 15 克，蚕沙 15 克，六一散 10 克，车前草 10 克，忍冬藤 30 克，蒲公英 30 克，薏苡仁 30 克。每日 1 剂，水煎分 2 次服，14 日为 1 个疗程。用于急性痛风性关节炎。(《江苏中医》1988 年第 9 期)

◎ 镇痛消风汤：车前子 15 克，秦艽 12 克，威灵仙 12 克，川牛膝 12 克，忍冬藤 12 克，地龙 12 克，黄柏 10 克，山慈菇 10 克，甘草 6 克。每日 1 剂，水煎服。痛甚加制川乌 9 克，延胡索 12 克；热盛加野菊花 15 克，黄花地丁 30 克；活血加丹参 15 克；利尿加滑石 15 克。

[注意]如红肿较甚者，局部用紫金锭调醋外搽。(《新中医》1989 年第 4 期)

■ 祛风通络治痛风

◎ 当归拈痛汤：羌活、独活各 9 克，防风 9 克，防己 9 克，粉葛根 15 克，宣木瓜 12 克，忍冬藤 30 克，油松节 9 克，全当归 12 克，赤芍 9 克，炒苍术 9 克，绵茵陈 15 克，虎杖根 15 克，生甘草 5 克，猪苓 9 克。水煎服，每日 1 剂，分 2 次服，直至症状完全消退，再续服药 2 周。功效：祛风通络，清热利湿。

[加减]病患在上肢者加桑枝；在下肢者加川牛膝；病程长关节变形者加海风藤、天仙藤、威灵仙。

[注意]禁食含高嘌呤食物，禁酒，嘱卧床休息，多饮开水。(《中医杂志》1987 年第 2 期)

◎ 桑枝 30 克，忍冬藤、木瓜各 25 克，赤芍、泽泻各 18 克，钩藤、牛膝、防己各 15 克，当归、防风各 12 克，甘草 5 克。关节红肿加黄柏、地龙；冷痛

较剧加三七、乳香、没药，水煎服。（叶伟洪验方）

■ 活血止痛治痛风

◎ 消痛饮：当归、防风各 12 克，牛膝、防己、钩藤各 15 克，泽泻、赤芍各 18 克，忍冬藤、木瓜各 25 克，老桑枝 30 克，甘草 5 克。每日 1 剂，水煎服。

［加减］关节红肿甚者加黄柏、地龙；大便燥结加大黄；痛甚者加三七、乳香、没药。同时用马钱子 20 克，红花 15 克，生半夏 20 克，王不留行 40 克，大黄 30 克，海桐皮 30 克，葱须 3 根，艾叶 20 克，煎汤熏洗，每日 2 次。内外同治，共奏清热通络，消肿止痛之功。叶伟洪用消痛饮治疗痛风性关节炎 18 例，疗效十分显著。（《中医杂志》1990 年第 4 期）

◎ 地龙 12 克，当归、桃仁、香附、羌活、牛膝、五灵脂各 10 克，乳香、甘草各 6 克。水煎服。

■ 补益肝肾治痛风

◎ 桑枝 30 克，桑寄生 30 克，狗脊 15 克，淫羊藿 15 克，羌活 10 克，独活 10 克，薏苡仁 30 克，土茯苓 15 克，泽泻 12 克，桂枝 10 克，白茅根 30 克。每日 1 剂，水煎服。

■ 中药外敷治痛风

◎ 大黄、侧柏叶各 30 克，泽兰、黄柏、薄荷各 15 克，共研细末，用水、蜜各半调成糊状，敷贴患处，每日 1 次，适用于湿热蕴结型痛风。

◎ 草乌、炮姜各 30 克，天南星、赤芍各 10 克，肉桂 5 克，共研细末，用凡士林调成膏状，敷贴患处，每日更换 1 次，适用于痰瘀痹阻型痛风。

◎ 芙蓉叶、生大黄、赤小豆各等份。上药共研细末，按 4 ∶ 6 之比例加入凡士林，调和为膏，敷于患处，每日 1 次，10 次为 1 个疗程。（《当代中药外治临床大全》）

◎ 芙蓉叶、生大黄、赤小豆、麻黄、连翘各 15 克。将上述诸药共研为末，按 4 ∶ 6 之比例加入凡士林，调和为膏，敷贴于患处，每日 1 次，10 次为 1 个疗程。

◎ 大黄粉，蜜调敷于红肿处，每日 1 次。

■ 慈军散外敷通痹止痛

◎ 山慈菇、生大黄、水蛭各 200 克，玄明粉 300 克，甘遂 100 克。上方诸药共研细末，过 100 目筛，消毒、混匀，装瓶备用，用时每次 3 ～ 5 克，以薄荷油调匀外敷患部关节，隔日 1 次。10 日为 1 个疗程，一般治疗 1 ～ 2 个疗程。功效：清热化湿，逐瘀通痹。诸药合用具有泻下攻逐、清热化湿，逐瘀通痹之功能。外用治疗痛风性关节炎，能直接渗入病所，促使病理产物尿酸盐的排泄。

■ 中药熏洗治痛风

◎ 川乌、草乌、木瓜各 30 克。煎水浸洗或熏洗病患关节，每次 30 ～ 40 分钟，每日 1 ～ 2 次，7 ～ 10 次为 1 个疗程。

◎ 王不留行 40 克，海桐皮、大黄各 30 克，马钱子、生半夏、艾叶各 20 克，红花 15 克，葱须 3 根。煎水浸洗或熏洗病患关节，每次 30 ～ 40 分钟，每日 1 ～ 2 次，7 ～ 10 次为 1 个疗程。

◎ 马钱子、生半夏、艾叶各 20 克，红花 15 克，王不留行 40 克，大黄、海桐皮各 30 克，葱须 3 根。上药煎汤 2000 毫升，置于桶内，以热气熏蒸患处，

待药液变温后，浸洗患处，每日 2 次，14 次为 1 个疗程。(《中医杂志》1990
年第 4 期）

■ 药浴治痛风

◎ 鸡血藤 150 克，续断、狗脊、羌活、独活、防风、苏木各 100 克，川芎、
牛膝、儿茶、血竭、乌梢蛇各 60 克，红花 30 克，当归、制乳香、制没药各 20 克。
煎水浴身，每日 1 次。

◎ 桑枝 500 克，络石藤 200 克，海风藤、豨莶草各 100 克，忍冬藤、海桐皮、
鸡血藤各 60 克。煎水浴身，每日 1 次。

◎ 川牛膝 50 克，续断 120 克，狗脊、独活、防风、桂枝、巴戟天、胡芦
巴各 200 克，赤芍 60 克，鸡血藤 40 克，川芎 30 克，当归 15 克。煎水浴身，
每日 1 次。

◎ 当归、制乳香、制没药各 20 克，川芎、牛膝、乌梢蛇、血竭、儿茶各 60 克，
红花 30 克，苏木、川续断、狗脊、防风、独活、羌活各 100 克，鸡血藤 150 克。
将上药水煎液倒入温度适宜的洗澡水中，浴身，每日 1 次，15～30 次为 1 个疗程。
(《中国民间疗法》)

◎ 忍冬藤 150 克，鸡血藤 150 克，当归 20 克，牛膝 20 克，羌活 100
克，独活 100 克。水煎取汁，倒入 39～50℃的热水中，每日沐浴 1 次，每次
15～30 分钟。

■ 搽药治痛风

◎ 生川乌、生草乌、全当归、肉桂、白芷各 15 克，红花 10 克。共浸泡
于白酒 500 毫升中，24 小时后滤取药酒，再加风油精 10 瓶混匀，以药棉蘸药

酒涂搽患处；或用紫金锭水调涂抹患处，每日 3 ～ 4 次，10 日为 1 个疗程。

◎ 川乌、草乌、全当归、白芷、桂皮各 15 克，桃仁 10 克，白酒 500 毫升。将上药浸于白酒中，24 小时后去渣取酒，再加入 1 瓶风油精，摇匀后装入 500 毫升输液瓶中备用。用时外涂患处，每日 3 次，30 次为 1 个疗程。

■ 洗足法治痛风

◎ 樟木屑 5000 克。将上药置于大桶内，以急流水 1 桶熬沸泡之，桶旁安一凳子，令病人坐于桶边，放足于桶内，以草芥围其外，勿令汤气入眼，每日洗足 1 次，每次 40 ～ 60 分钟，7 ～ 10 次为 1 个疗程。（《证治准绳》）

■ 巧用简易食疗方治痛风

◎ 罗柏汤：萝卜 250 克，柏子仁 30 克。将萝卜洗净切丝，用植物油煸炒后，加入柏子仁及水 500 毫升、同煮至熟，酌加入少许食盐调味，即可食用。本方可预防痛风发作。

◎ 土茯苓粥：土茯苓 30 克，粳米 50 克。将土茯苓加水适量，煎取药液，用药液煮粳米粥食之。每日一剂，经常食用。适合高血尿酸者。

◎ 薏米防风茶：生薏米 30 克，防风 10 克。以上二者加水煮熬，去渣取汁。代茶饮，每日 1 ～ 2 剂，连饮 1 周。功效：祛风除湿，通络宣痹。适用于慢性痛风者服食，有一定的降尿酸作用。

◎ 百合薏米粥：干百合、薏苡仁、粳米各 60 克。将上述三味洗净后放锅中煮粥，每日分中、晚两次服完，为痛风病人主食（其它应按痛风病人营养治疗原则进行）。连续服用，每日 1 剂。症状改善后仍须坚持，每周至少 1 ～ 2 次，以防痛风复发。此方能使患者血尿酸量减少，关节炎症状减轻，预防复发。

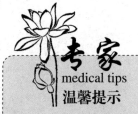

专家
medical tips
温馨提示

　　痛风急性发作期应卧床休息，抬高患肢，局部可冷敷或热敷，以减轻疼痛，固定关节可减少关节破坏，待疼痛缓解后方可下地活动。注意患肢保暖，避免受寒、受湿，以及劳累、关节损伤及房事劳伤。积极防治肥胖、高血压、高脂血症等能使痛风加重的疾病。对有阳性家族史者，应定期检查，及早发现无症状的高尿酸血症患者，当发现血尿酸高达 420 微摩尔／升以上时，应使用促进尿酸排泄或抑制尿酸生成的药物，以使血尿酸恢复正常而防止本病的发生。

《千家妙方》系列科普书火爆热卖

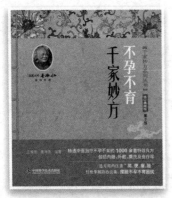

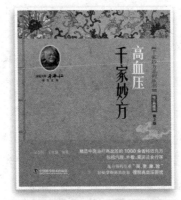

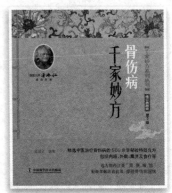

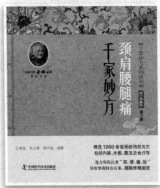

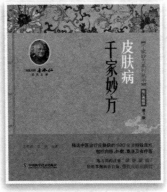

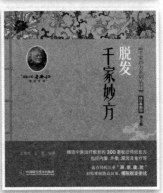

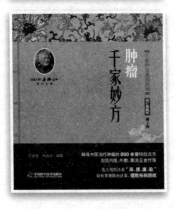